Einführung in die Schädelakupunktur

Von Dr. med. Hans Zeitler

(Mitglied des Ludwig-Boltzmann-Instituts für Akupunktur, Wien)

Mit 12 Abbildungen und 3 Tabellen

Broschüre 21.2.0 (Sonderformen der Akupunktur)

aus dem
Handbuch der Akupunktur
und Aurikulotherapie

(Herausgegeben von Dr. med. Johannes Bischko)

2. Auflage

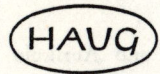

Karl F. Haug Verlag · Heidelberg

Handbuch der Akupunktur und Aurikulotherapie / hrsg. von Johannes Bischko.
— Heidelberg : Haug.
ISBN 3-7760-0364-2
NE: Bischko, Johannes [Hrsg.]
21. (Sonderformen der Akupunktur).
Broschüre 21.2.0.
— Zeitler, Hans: Einführung in die Schädelakupunktur

Zeitler, Hans
Einführung in die Schädelakupunktur. — 2. Aufl. — Heidelberg : Haug, 1978.
(Handbuch der Akupunktur und Aurikulotherapie ; 21, Sonderformen d. Akupunktur ; Broschüre 21.2.0)
ISBN 3-7760-0467-3

1. Auflage 1977
2. Auflage 1978

Verlags-Nr. 7837
ISBN 3-7760-0467-3

(ISBN für Gesamtwerk BISCHKO, Handbuch der Akupunktur und Aurikulotherapie 3-7760-0364-2)

Herstellung: Pilger-Druckerei GmbH, 6720 Speyer

INHALT

VORWORT 7

EINLEITUNG 9

DIE THERAPIE MIT DER KOPFNADEL 10

Inhaltsverzeichnis der Originalarbeiten (1.—6. Kapitel) . . . 10
Kommentar zum 6. Kapitel 10

1. KAPITEL:

Die Entwicklungsgeschichte der Therapie mit der Kopfnadel . . 11
Kommentar zum 1. Kapitel: Richtlinien für die Therapie von
zerebralen Insulten nach traditionellen und modernen Texten . . 12
Die Entwicklungsgeschichte der modifizierten Form der Schädelakupunktur nach Art der Wiener Schule 17

2. KAPITEL:

Anatomie, Physiologie, Pathologie und Klinik des Nervensystems . 23
Kommentar zum 2. Kapitel 23

3. KAPITEL:

Die Therapie mit der Kopfnadel 27
Die Zonen der Kopfnadelung und ihre Funktion 27
Kommentar zur Lokalisation der Zonen der Kopfnadelung . . 27
Die Lokalisation der Reizzonen und ihrer Funktionen (insgesamt
14 Zonen) 31

   1. Bewegungszone (Motorik- und Sprachzone 1)
     Lokalisation und Funktion 31
   2. Sensibilitätszone
     Lokalisation und Funktion 32
   3. Anti-Parkinsonzone (Tremorzone, Choreazone)
     Lokalisation und Funktion 33
   4. Vasomotorikzone (Gefäßzone)
     Lokalisation und Funktion 33
   5. Innenohrschwindel- und Hörzone
     Lokalisation und Funktion 34
   6. Sprachzone 2
     Lokalisation und Funktion 34
   7. Sprachzone 3
     Lokalisation und Funktion 35

8. Apraxiezone
   Lokalisation und Funktion 36
9. Senso-motorische Zone der Beine (Zone der Koordination des
   Gehens)
   Lokalisation und Funktion 36
10. Sehzone
    Lokalisation und Funktion 37
11. Zerebellare Gleichgewichtszone
    Lokalisation und Funktion 37
12. Magenzone
    Lokalisation und Funktion 38
12a Leber-Gallenzone
    Lokalisation und Funktion 38
13. Thoraxzone
    Lokalisation und Funktion 38
14. Genitalzone
    Lokalisation und Funktion 39

   Kommentar zu den Zonen 12, 12a, 13 und 14 39

   Kommentar zu den Zonen 1—4 40

Die Handhabung der Kopfnadel und ihre Anwendung 42

   Kommentar dazu (modifizierte Vorgangsweise) 43

   Der NOGIER-Reflex (RAC) in der Schädelakupunktur . . . 44

Therapiezyklus 45

   Kommentar dazu 46

Zeichen der Besserung 46

   Kommentar dazu 46

Das „Nadelgefühl" bei der Behandlung mit der Kopfnadel . . . 47

Die Ausdehnung des „Nadelgefühles" und seine Formen 47

Zeitpunkt des Auftretens und Verschwindens des „Nadelgefühles" . 47

   Kommentar dazu 47

Behandlungszwischenfälle 48

Offene Fragen bezüglich der Wirkungsweise der Schädelakupunktur 49

4. KAPITEL:

Diagnose und Behandlung mit der Kopfnadel 51
   1. Zerebrale Thrombose 51
   2. Apoplektischer Insult 51
   3. Schädeltraumen 52

4. Intrakranielle Entzündungen (Enzephalitis, Meningitis) . . 52
5. Chorea minor und posthemiplegica 52
6. Morbus Parkinson und Parkinson-Syndrom 52
7. Ménière-Syndrom 52
8. Schwindel und Tinnitus 53
9. Kortikale Polyurie 53
10. Enuresis nocturna der Kinder 53
11. Nervöse (neurogene) Kopfschmerzen 53
12. Trigeminusneuralgie 53
13. Ischialgie 53
14. Periarthritis humero-scapularis 53
15. Kiefergelenksentzündung 53
16. Achillessehnenscheidenentzündung 53
17. Akute Verrenkung im LWS-Bereich 53
18. Urtikaria 53
19. Oberbauchschmerzen 54
20. Allergisches Asthma bronchiale 54
21. Supraventrikuläre paroxysmale Tachykardie 54
22. Funktionelle Uterusblutung 54
23. Hypertonie 54

Behandlungsbeispiele für die modifizierte und kombinierte Behandlung 55

Ausführliche Symptomatologie und Kommentare zu den Zonen sowie
zu 1.—23., nach den Erfahrungen des Autors und der Wiener Schule 57—79

Erweiterte Indikationen 80

5. KAPITEL:

Eine Analyse über die bisher (1972) behandelten 1046 Fälle mit
statistischen Tabellen 81

Kasuistik einzelner Krankheitsbilder (aus der Originalarbeit) . . 82

6. KAPITEL:

Eine kleine Zusammenfassung über die Anwendung der Schädelakupunktur bei 6 charakteristischen Krankheitsbildern (Originalarbeit
1976) 85

7. KAPITEL:

Anhang 91
1. Klinische Zeichen und Pulsdiagnostik 91
2. Reizverstärkung durch elektrische Stimulierung 92
3. Pharmaka — Akupunktur = Aku-Injektionen als mögliche Ergänzung der Schädelakupunktur 95

4. Kombination mit der Aurikulotherapie 97
5. Verwendung von Lasergeräten 99
6. Grundsätzliche Bemerkungen 100
7. Schlußwort mit Teilstatistik 101

Literatur 103

VORWORT

Die im Oktober 1972 von den Ärzten des Volkskrankenhauses Ji Shan Xian in der Provinz Shan Xi veröffentlichte Arbeit über die Schädelakupunktur — „Therapie mit der Kopfnadel" betitelt, die unser Mitarbeiter Dr. med. ALEXANDER MENG CHAO-LAI ins Deutsche übersetzte, war der Anlaß, diese Methode auch im Ludwig-Boltzmann-Institut für Akupunktur an der Wiener Allgemeinen Poliklinik in den Therapieplan aufzunehmen.

Einem Grundsatz der Wiener Schule für Akupunktur folgend, nämlich, daß sich nicht alles, was in China erfolgreich durchgeführt wird, auf unsere Verhältnisse übertragen läßt, haben wir die Methode vom ersten Behandlungsversuch (1973) an modifiziert.

Die inzwischen gesammelten Erfahrungen berechtigen uns dazu, festzustellen, daß es sich bei der Schädelakupunktur nicht um eine „Eintagsfliege" handelt, sondern daß sie es wert ist, möglichst vielen Ärzten, die sich mit der Akupunktur und der Aurikulomedizin befassen, nahegebracht zu werden, da sie eine effiziente Bereicherung der Therapie darstellt.

In der folgenden Arbeit wird der Versuch unternommen, alle Kriterien, die für eine in der Praxis erfolgreiche Anwendung der Schädelakupunktur notwendig sind, an Hand der bisher vorliegenden Ergebnisse darzulegen, wobei Kommentare jeweils dazu dienen sollen, die Gründe für die Modifizierung mancher in der Originalarbeit anders dargestellten Vorgangsweisen zu erläutern und ihre Anwendung zu erleichtern.

Da die zu diesem Thema bisher erschienenen Druckwerke meist nichts anderes darstellen als Berichte von Ärzten, die diese Therapieform anläßlich ihrer Studienreisen in China kennenlernten, oder mehr oder minder wörtliche Übersetzungen der Originalarbeit ohne Verwertung ausreichender persönlicher Erfahrungen, könnte diese „Einführung" eine Lücke füllen, wobei es dem Leser überlassen bleibt, ob er die Originalmethode oder unsere Modifikation anwenden will.

Mein besonderer Dank gilt dem Leiter des Ludwig-Boltzmann-Institutes für Akupunktur in Wien, meinem Lehrer BISCHKO, ebenso meinen Freunden und Mitarbeitern am Institut KROPEJ, KRÖTLINGER, MENG und PETRICEK, die zahlreiche Fälle nach der modifizierten Methode behandelt haben und mit den daraus gewonnenen Erfahrungen wesentlich zu deren weiterer Entwicklung beigetragen haben.

Ferner dem Leiter der Deutschen Akademie für Akupunktur und Aurikulomedizin BAHR, der meinen ersten Veröffentlichungen in seiner Zeitschrift Raum zur Verfügung stellte und der mir eine von ihm ausgearbeitete Methode zur exakten Auffindung der Punkte innerhalb der Schädelzonen mittels des aurikulo-kardialen Reflexes zur Veröffentlichung in diesem Buch überließ.

Allen jenen Kolleginnen und Kollegen, die durch die Mitteilung ihrer Erfahrungen mitgeholfen haben der Schädelakupunktur im Westen einen Platz in der Therapie der durch sie beeinflußbaren Erkrankungen zu sichern, danke ich ebenso wie den konstruktiven Kritikern, die durch ihre Anregungen die „Therapie mit der Kopfnadel" in eine dem westlichen Arzt adäquatere Form umzugestalten, beigetragen haben.

Herrn Dr. E. FISCHER, dessen Mut als Verleger von Werken bekannt ist, die durch ihren Inhalt nur eine kleine Anzahl von Lesern finden und der damit die Tradition des Karl F. HAUG Verlages fortsetzt, danke ich für das Risiko der Herausgabe des in seinem Aufbau etwas unkonventionellen Buches.

8

EINLEITUNG

Um dem Leser ein umständliches Suchen zwischen den Angaben der Originalarbeiten (1972 und einer Ergänzung 1976) zu ersparen und außerdem um übereinstimmende Angaben nicht zu wiederholen, habe ich mich dem Rat BISCHKOs folgend, entschlossen, die von A. MENG CHAO-LAI übersetzten Arbeiten unverändert zu übernehmen und die von der „Wiener Schule" derzeit gehandhabte Modifizierung der Methode in Form von Kommentaren zu den einzelnen Kapiteln abzuhandeln.

Die im Text vorkommenden Akupunkturpunkte sind nach den neuesten chinesischen Angaben numeriert, wobei die bei uns geläufigere Numerierung nach BACHMANN, BISCHKO et al. in ( ) angeführt wird.

Der Text der Übersetzung der Originalarbeiten ist in Normalschrift gesetzt, während die Kommentare und Vorgangsweisen, die wir erarbeitet haben, in Kursivschrift gesetzt wurden, um eine gut erkennbare Trennung zu gewährleisten.

ORIGINALARBEIT

Die Therapie mit der Kopfnadel

Aus dem Volkskrankenhaus Ji Shan Xian /
Provinz Shan Xi (Oktober 1972)

Inhalt

1. Kapitel: Die Entwicklungsgeschichte der Therapie mit der Kopfnadel
2. Kapitel: Anatomie, Physiologie, Pathologie und Klinik des Nervensystems
3. Kapitel: Die Therapie mit der Kopfnadel
4. Kapitel: Die Diagnose und die Behandlung
5. Kapitel: Eine Analyse über 1046 Fälle
6. Kapitel: Eine kleine Zusammenfassung über die Anwendung der Therapie mit der Kopfnadel bei 6 Krankheitsbildern von Dr. JIAO SHUEN-FA, 1976

Kommentar zum 6. Kapitel

Im Oktober 1976 erhielten wir eine weitere Arbeit mit dem Titel: „Eine kleine Zusammenfassung über die Anwendung der Schädelakupunktur bei 6 Krankheitsbildern".

Sie stammt ebenfalls aus dem Volkskrankenhaus Ji Shan Xien (Provinz Shan Xi), wie die erste Originalarbeit, ist mit 3. 1. 1976 datiert und nennt im Gegensatz zur ersten Arbeit den Namen des Autors, nämlich Dr. JIAO SHUEN-FA, der als der Initiator der „Therapie mit der Kopfnadel" gelten kann.

JIAO SHUEN-FA schreibt darin:

Die Schädelakupunktur ist eine Therapieform, bei der die den kortikalen Funktionsarealen entsprechenden Kopfhautregionen durch Nadelstiche gereizt werden. Sie ist eine neue Methode, die hauptsächlich zur Behandlung von kraniogenen und kortiko-somatogenen Erkrankungen angewendet wird.

Diese Form der Akupunktur wird zur Therapie von Spätfolgen nach Embolien, zerebralen Insulten, bei Hypertonie, Chorea minor, Parkinson-Syndrom, Enuresis usw. verwendet.

Diese Definition zeigt eine weitgehende Übereinstimmung mit der Form und dem Umfang, wie wir diese Methode seit 1973 anwenden.

Im Gegensatz zum 4. Kapitel der Originalarbeit (1972) gibt der Nachtrag aus 1976, wenn man etwas zwischen den Zeilen zu lesen versteht, einige konkrete Hinweise, vor allem was die inzwischen vorgenommene Reduzierung mancher etwas ausgefallener Indikationen betrifft.

1. Kapitel

Die Entwicklungsgeschichte der Therapie mit der Kopfnadel

In der Geriatrie sehen wir sehr häufig Lähmungen, Paresen, Aphasien usw., die die Folgen einer Gehirngefäßerkrankung sind. Diese Leiden wurden früher als schwer heilbar und für den Therapeuten undankbar angesehen.

Während der Kulturrevolution entstand in unserem Volkskrankenhaus eine Abteilung für „NEUE THERAPIE". Wir versuchten anfangs die Patienten mit dem „raschen, kurzen Akupunkturverfahren" zu behandeln, hatten jedoch damit keine hinreichenden Erfolge.

Die Körperakupunktur dauerte lang und außerdem waren die Erfolge nicht sehr deutlich.

In der Abteilung für „Neue Therapie" ist ein junger Neurologe tätig, der versuchte, aus den engen anatomisch-topographischen Beziehungen zwischen Kopfhaut und Hirnrinde mögliche therapeutische Konsequenzen abzuleiten, um die Funktion der geschädigten Regionen möglichst wiederherzustellen.

Diese Hypothese läßt 2 Fragen offen:

1. In den klassischen chinesischen Schriften sind wohl einige Akupunkturpunkte auf dem Kopf für die Therapie bei zerebralen Insulten bekannt, jedoch kaum welche gegen Lähmungen und sonstige Folgen.

2. Aus dem bisherigen Stand des Wissens über die traditionellen chinesischen Heiltheorien und auch von der westlichen Medizin her, kann man keine direkte Beziehung zwischen Kopfhaut und Hirnrinde finden. Wie kann man also durch Nadelung der Kopfhaut die geschädigten Kortexzellen reaktivieren?

Der junge Neurologe überlegte: Wenn man die den Kortexarealen entsprechenden Stellen der Kopfhaut sticht und damit die Kortexzellen ansprechen kann, so müßte es möglich sein, daß von diesen Kortexarealen Impulse ausgehen. Wenn nun diese Impulse zu den dazugehörigen Extremitäten, bzw. Organen gelangen würden, so könnte man einen therapeutischen Effekt erzielen.

Die Innervation und die Blutversorgung der Kopfhaut ist sehr reichlich. Im Selbstversuch schmerzte die Nadelung der Kopfhaut stark. Der Neurologe erduldete die Schmerzen und beschleunigte die Stimulierung der Nadel. Der Schmerz verringerte sich nun plötzlich, aber außer einer lokalen Hypalgesie und einem Dehnungsgefühl verspürte er an den Extremitäten und anderen Körperregionen keine Sensation. Diese „Niederlage" spornte ihn an, noch eifriger an dem Problem zu arbeiten.

Bei der Diskussion mit Kollegen stieß er auf die Tatsache, daß Personen infolge ihrer verschiedenen Konstitution unterschiedliche Empfindlichkeit aufweisen und völlig different auf die Akupunktur überhaupt reagieren.

Er analysierte nun die konstitutionellen Unterschiede zwischen Gesunden und Kranken und suchte nach den Möglichkeiten einer spezifischen Reaktion der Kranken auf die Akupunktur.

Nun wählte er in der Folge bewußt spezielle Fälle aus, wobei er die vorgesehene Art der Nadelung zuerst an sich selbst und dann bei diesen Patienten erprobte, mit dem Unterschied, daß bei den Patienten ein außergewöhnliches „Nadelgefühl" entstand.

Beispiel: Nadelung eines Patienten mit rechtsseitiger Hemiplegie infolge Angiopathie einer Hirnarterie.

Die Nadel wurde unter Drehung in die dem kortikalen motorischen Zentrum entsprechende Kopfhautregion eingeführt. Eine Minute nach der Nadelung berichtete der Patient, daß er einen Wärmestrom bis in die Zehen und an den Fingern verspüre.

Die Nadelung dauerte 3 Minuten, dabei wurde dieser Wärmestrom allmählich intensiver und vom Patienten als angenehm empfunden. Nach der Entfernung der Nadel konnte der Patient den Arm über den Kopf heben, Gegenstände festhalten und auf dem gelähmten Bein stehen.

Die erste Reizzone, die MOTORIKZONE, wurde nun mit Erfolg ausgetestet. Im Anschluß daran wurden durch eine große Anzahl von Versuchen weitere Zonen festgestellt, die mit den kortikalen Zentren korrelierten.

Bei der Akupunktur dieser Kopfhautregionen wurden in den, den kortikalen Zentren jeweils zugeordneten Körperregionen, ein De-Qui ähnliches Gefühl, wie Lähmigkeit, Wärme, Zuckungen und Schweißausbrüche beobachtet.

Aufgrund der Ausstrahlungen des Nadelgefühles wurden in der Folge noch einige Zonen für die Therapie von Eingeweideerkrankungen gefunden.

Die wiederholten klinischen Erprobungen bewiesen, daß die obengenannten Zonen gute Erfolgsquoten in der Therapie haben. Eine neue Therapie — die „Kopfnadelung" — war damit geboren worden!

Kommentar zum 1. Kapitel

Unter der Bezeichnung „r a s c h e s   k u r z e s   Akupunkturverfahren"
versteht man eine in den letzten Jahren immer häufiger verwendete Form
der Akupunktur, die durch große Stichtiefe und milde bis starke Stimulierung der Nadeln sowie zumeist durch Verwendung einer sehr geringen Anzahl von Akupunkturpunkten gekennzeichnet ist.

Zu 1.

Wir können mit dem Autor nicht übereinstimmen, daß in den klassischen chinesischen Schriften nur wenig über die Therapie bei zerebralen Insulten und deren Folgezuständen zu finden ist, da sowohl in der traditionellen, als auch in der modernen Literatur die Behandlung von zerebralen Insulten sowie von Hirnläsionen allgemeiner Art, einen relativ großen Raum einnimmt, wie die folgenden, aus Raummangel nur einen Bruchteil der Therapiehinweise darstellenden Angaben, beweisen.

ALTE TEXTE: „Traite General de'l Acupuncture"

Die Symptome der Schwere einer Apoplexie-Attacke sind:
Trismus, geschlossene Augen, „Rasselgeräusche" in der Gurgel, Stuhl- und Harninkontinenz.
Man muß zwischen Apoplexien der Vollorgane und solchen der Hohlorgane unterscheiden.

Wenn es sich um eine Affektion der Vollorgane handelt, dann ist der Patient im Koma, er sondert Speichel ab, hat Schleim in der Kehle, dadurch eine rasselnde Atmung, es bestehen Paralysen mit Sensibilitätsverlust und eine Aphasie.

Diese Form ist schwer heilbar.

Wenn es sich um eine Affektion der Hohlorgane handelt, dann besteht eine Halbseitenlähmung, Fazialisparese, oft auch Schmerzen. Die Sensibilität ist zum Teil erhalten, es besteht auch meist kein Koma, der Patient kann sprechen und die Gesichtsfarbe ist im Gegensatz zum vorherigen Fall konstant. Manchmal tritt Juckreiz an der gelähmten Seite auf.
Diese Form der Erkrankung kann leichter geheilt werden als die vorhergehende.

Die Affektion der Vollorgane drückt sich folgendermaßen aus:
a) Wenn die „Leber" die Ursache der Apoplexie bildet, leidet der Patient, bevor er ins Koma gerät, unter Frösteln. Er schwitzt nicht und seine Gesichtsfarbe hat einen grünlichen Stich. (Natürlich auf die normale Hautfarbe der Chinesen bezogen!)
b) Bildet das „Herz" die Ursache, dann hat der Patient Angstgefühle bevor der komatöse Zustand eintritt, außerdem sehr starke Schweißausbrüche und seine Gesichtsfarbe ist rötlich.
c) Wenn die „Milz" die Ursache ist, hat er Fieber, schwitzt stark und seine Fazies ist gelblich.
d) Sind die „Lungen" die Ursache, dann krächzt er wie der Wind, schwitzt sehr stark und seine Gesichtsfarbe ist blaß.
e) Wenn die „Nieren" als Ursache in Frage kommen, dann fühlt sich sein Körper kalt an, er schwitzt stark und sein Gesicht ist grau.

Von den Hohlorganen kommen zumeist „Magen" und „Gallenblase" in Betracht.
a) Wenn der „Magen" die Ursache bildet, dann kann der Patient weder essen noch trinken und er hat massenhaft Schleim im Mund. Sein Teint ist gelblich glänzend.
b) Ist die „Gallenblase" die Ursache, dann hält er seine Augen immer geschlossen und seine Gesichtsfarbe ist grünlich.

13

Zum Verständnis der obigen Angaben muß hier wohl erwähnt werden, daß bei den möglichen Ursachen natürlich n i c h t der Zustand der Organe im westlichen Sinn gemeint ist, sondern alles, was schon in der Lehre der Entsprechungen = Fünf Elemente Gesetz — diesen Organen zugeordnet wurde, bzw. welche äußeren Einflüsse auf sie besonders schädigend oder begünstigend einwirken können.

THERAPIE der APOPLEXIEN

Wenn sich der Patient im Koma mit Trismus befindet und Schleim seinen Rachen obstruiert, muß man mit der Dreikantnadel die Sap-Sun-Punkte (Point curieux Nr. 1 = Extraordinary point Nr. 30) und die Ting = Dsing-Punkte der Meridiane punktieren und bluten lassen, so wie man es auch bei äußerst schmerzhaften Bauchkoliken mit Ohnmachtsneigung macht.
Bei einem apoplektischen Insult mit Aphasie und „Blick nach oben" moxiere man die Punkte Shen Tao = LG 11 und Shen Zhu = LG 12 mit dattelgroßen Moxakegeln.

Ein anderes Vorgehen: LG 20 = Pae Roe, LG 14 (13) = Da Zhui = Pae Lao
G 20 = Fong Tcheu, G 21 = Tsienn Tsing, Di 11 = Ko Tcheu,
M 36 = Tsou San Li und KS 5 = Tien Seu.

Bei Yang-Symptomatologie mit Paralysen und Aphasie:
Di 4, Di 10, Di 15, LG 20, G 20, G 21, G 30, G 34, M 36, u. B 40 (54) = Oe Tchong.

Bei Yin-Symptomatologie mit Hemiplegie und Kontrakturen, nimmt man die obigen Punkte, aber in tonisierender Weise.
Man muß alle 4 Glieder punktieren und soll mit den n i c h t gelähmten beginnen.
Man kann auch Schlüsselpunkte = Kardinalpunkte einsetzen:
K S 6 , KS 9, LG 20, Le 1, M P 4 .

oder bei apoplektischem Koma:
B 62 , KS 9, Di 4, LG 20, LG 26 = Ren Zhong = Choe Keou, Le 1, D ü 3 .

Bei Koma mit Aphasie:
D ü 3 , Lu 11, Di 4, LG 16, LG 20, LG 21, LG 26, KG 17, B 62 .

Besonders interessant sind die Angaben alter Autoren, die für die Behandlung der Hemiplegien die Moxibustion auf der k o n t r a -lateralen Seite an folgenden Punkten empfehlen:
Di 11, Di 15, G 21, G 39, M 36 und dazu LG 20 sowie einen Punkt vor dem Ohr, gegen die Haargrenze zu (dieser Punkt dürfte dem untersten Punkt der Motorikzone, den wir als 2. „Richtpunkt" bezeichnen, entsprechen).

Diese Kombination soll auch bei „prädisponierten" Personen zur Vorbeugung 2mal im Jahr, beim Wechsel der Jahreszeiten — im Frühling und Herbst — bilateral punktiert, angewendet werden.

Bei Vorzeichen eines drohenden Insults — z. B. beim Auftreten von Sensibilitätsstörungen — wird die sofortige Moxierung von M 36 und G 39 angeraten sowie laue Vollbäder mit Pfefferminzabkochung und dazu Kataplasmen von Pfirsich- und Weidenblättern (zu gleichen Teilen) auf die obigen Punkte.

Tritt die Attacke trotzdem auf, dann Moxa auf M 36, G 39, LG 20, sowie Punktur von G 20, G 21, LG 23 = Chang Sing, Di 4, Dü 14, KG 12, M 41, M 44 und Le 1.

Oder über die Kardinalpunkte:

> *Dü 3, Di 4, Di 10, Dü 4, G 20, G 39, MP 6, Le 2, B 62.*

Nach relativ neuerer Literatur:

> *„La nouvelle science de'l Acupuncture et des moxas."*

Der Kranke hat ein gedunsenes Gesicht, er leidet an Kopfschmerzen, an Schwindel, sein Puls ist sehr weit, stark und rasch. Er kann in ein Koma geraten.

Man muß unverzüglich akupunktieren oder moxen, um das Blut in andere Körperregionen abzuleiten.

Hierzu verwende man folgende Punkte:

LG 12 = Shen Zhu, G 20, Dü 4, Dü 14, Di 4, Di 10, M 36, M 37, M 39, MP 6.

Wenn außerdem Stuhlverhaltung besteht: B 25, MP 14, M 25.

Bei mangelnder Gehirndurchblutung: Der Patient wird plötzlich blaß, es erfolgt ein Schweißausbruch, er hört schlechter, hat Schwindel mit Brechreiz und Ohnmachtsneigung.

Dann die Punkte: LG 12, LG 20, LG 23, G 20, G 21, Dü 4, Dü 14, Dü 15, Di 4, Di 10, KS 4, KG 12, M 36, M 40, M 41, M 44, M 45, Le 1; zur Auswahl, je nach Fall punktieren.

Nach Tchenn Tsuenn Yan:

Bei Koma mit Inkontinenz, Hemiplegie, Aphasie und Temperatursteigerung, dabei blassem Gesicht, besteht eine äußerst ungünstige Prognose.

Man punktiere:

> *LG 12, Di 4, Di 10, Dü 3, Dü 14, Dü 15, G 20, G 21, KS 4, M 36, M 37, M 39, Le 1 und B 60.*

Zur Hebung der digestiven Funktionen und zur Beseitigung der Inkontinenz:

> *B 18, B 19, B 20, B 22, B 23, und MP 6.*

Zur Therapie des Trismus:

> *M 6 (3), LG 26, LG 20, KG 23, und Di 4.*

Zur Therapie der zentralen Fazialisparese, die obigen Punkte und dazu Moxa an G 2, und M 4 (7).

Nach moderner Literatur

Ein typisches Beispiel hierfür bilden die Behandlungsrichtlinien, die wir in „An outline of chinese acupuncture", Peking 1975 über die Therapie der Apoplexie finden:

Hier ist für den Kenner besonders die Zweiteilung des Krankheitsbildes (siehe im folgenden Therapiezitat) auffällig, die irgendwie an die alte Tradition anknüpft, wonach es eine den Vollorganen zuzuordnende Form (Yin) und eine andere, den Hohlorganen zuzurechnende Form (Yang) gibt, ja sogar diese Formen noch je nach Organbezogenheit in 7 Untergruppen (5 für die Vollorgane und 2 für Magen und Gallenblase) diagnostisch unterteilt werden (siehe Seite 13).

Therapiezitat aus „An outline of Chinese Acupuncture":
A P O P L E X I E -Hämorrhagie, Embolie, Subarachnoidalblutung usw.:
Die Chinesen unterscheiden leichte und schwere Formen dieser Erkrankungen.
Wähle lokale Punkte und kombiniere diese mit distalen Punkten, die dem entsprechenden Meridian angehören.
Die Stärke und Dauer der Stimulierung hängt von der Konstitution des Patienten ab.

A k u t e s   S t a d i u m : sogenannte „tense" Form = gespannte Form.
Plötzlicher Kollaps, Koma, starrende Augen, geballte Fäuste, Trismus, gerötetes Gesicht, röchelnde Atmung mit Schleim, Harn- und Stuhlretention.
Erfordert starke Stimulierung, o h n e nachheriges Liegenlassen der Nadeln.
LG 26, LG 20, Le 3, M 40, N 1, und P.a.M. 30 = Shixuan — Punkte an den Fingerspitzen, 0,1 Cun distal der Fingernägel = Sap — Sun = Point curieux Nr. 1 = Extraordinary point Nr. 30.
Sogenannte „flaccid" Form = schlaffe Form.
Plötzlicher Kollaps, Koma, geschlossene Augen, entspannte Hände, offener Mund, profuses Schwitzen an der Stirn und im Gesicht, schnarchende Atmung, kalte Extremitäten, weicher Puls, Harn- und Stuhlinkontinenz.
Moxibustion auf KG 8 (Nabel!) und KG 4.

C h r o n i s c h e s   S t a d i u m :

	Erfordert starke Stimulierung.
Obere Extremitäten:	*Di 4/11/15, 3 E 5, Extra 17 = Neupunkt 45 = LG 14 — 01 = Ding Chuan = „Asthmapunkt".*
Untere Extremitäten:	*B 23/25/51 (46), G 31/34/39, M 41.*
Aphasie:	*KG 23, LG 15 (14) = Ya Men, H 5.*
Fazialisparese:	*M 6 (3), M 7 (2), LG 24 = Shen Ting (5 Fen über der Haaransatzlinie der Stirn).*

Absolute Bettruhe während des akuten Stadiums, traditionelle und westliche Therapie nebeneinander. Bei Blutdrucksteigerung mit der Akupunktur pausieren!
Nach dem akuten Stadium jeden Tag behandeln!
Nadeln 15—20 Minuten liegen lassen.

10 Behandlungen hintereinander, dann 5—7 Tage Pause!

Auch in einem der neuesten Werke „Die Akupunkturtherapie im heutigen China", das von A. MENG CHAO-LAI übersetzt und von mir kommentiert wurde und im Karl F. Haug Verlag, Heidelberg, erschienen ist, finden wir die folgenden Therapieangaben:

S P A S M U S   d e r   H I R N G E F Ä S S E :
        LG 14/20, G 21, Di 4, Le 2.

T H R O M B O S I E R U N G   der A. CEREBRI INFERIOR:
        G 20, KG 12/22/23, KS 6.

Im Bereich der Hirnbasis:
        G 20, KG 23, LG 26, Le 2.

d. A. CAROTIS INTERNA:
        von LG 23 zu LG 20 durchstechen.

H E M I P L E G I E :

Obere Extremität: *Di 4/11/15, 3 E 5.*
Untere Extremität: *G 30/31/34, B 40 (54), Le 3.*

Aus diesen skizzenhaften Angaben, die einer viel größeren Anzahl von Behandlungsvorschlägen entnommen wurden, ist zu erkennen, daß man sich schon seit langer Zeit mit dem Problem der Akupunkturtherapie von zerebralen Insulten und deren Folgezuständen befaßte und daß zahlreiche Punkte der Tradition auch in den modernen Angaben zu finden sind.

Die von Dr. JIAO SHUEN-FA initiierte direkte Nadelung der Kopfhautareale, entsprechend den heute bekannten anatomisch-physiologisch gestörten Hirnarealen, sozusagen losgelöst von den Vorstellungen der Organ-Bildtheorie, Energetik und den Ching-Lo-Verläufen, ist als Unikat im Bereich der Akupunkturlehre anzusehen.

Entwicklungsgeschichte der modifizierten Form der Schädelakupunktur innerhalb der Wiener Schule für Akupunktur und Aurikulotherapie am Ludwig-Boltzmann-Institut für Akupunktur

Zu Beginn (1973) waren unsere Kenntnisse nicht viel größer als die des Lesers der vorstehenden Originalarbeiten. Wir kannten nur noch die von ROUSTAN unter dem Titel „L'Acupuncture cerebrale" in der „Nouvelle Revue internationale d'Acupuncture" im Heft Okt.—Dez. 1973 veröffentlichte Arbeit zu diesem Thema, die aber offensichtlich das gleiche Original zur Grundlage hat sowie einen kurzen Bericht von André LEBARBIER, der diese Methode anläßlich eines Chinabesuches kennenlernte.

An unserer Akupunkturambulanz in der Wiener Poliklinik wurden zu diesem Zeitpunkt pro Jahr bereits ca. 3 000 Patienten behandelt, deren Auswahl nach den Kriterien der Dringlichkeit und des zu erwartenden Erfolges vom Leiter des Institutes, BISCHKO, vorgenommen wird.

17

So kam es, daß in Hinblick auf die lange Dauer und die relativ geringen Erfolge der Behandlung, die wir mit der klassischen Akupunktur bei Paresen nach zerebralen Insulten hatten, auch wenn die entsprechenden „Lähmungspunkte" z. T. elektrisch stimuliert wurden, man diese Fälle nicht als dringlich einstufte, besonders dann, wenn der Insult Jahre zurücklag.

Da wir außerdem glauben, daß nicht alles, was in China aufgrund der wesentlich anderen Struktur des Gesundheitsdienstes durchgeführt wird, sich linear auf unsere europäischen Verhältnisse übertragen läßt, nahmen wir die Arbeit über die „Therapie mit der Kopfnadel" zur Kenntnis, ohne sie vorerst praktisch nachzuvollziehen.

Ein weiterer Grund hierfür war die Tatsache, daß die Behandlung am Volkskrankenhaus Ji Shan Xian offensichtlich stationär vorgenommen wurde, während unsere ambulanten Patienten bis zur nächsten Sitzung unserer Kontrolle entzogen sind und deren Hausärzte zumeist von ihnen nicht darüber unterrichtet werden, daß sie sich einer Akupunkturbehandlung unterziehen.

Die größten Bedenken hatten wir jedoch, diese Therapie in der angegebenen Form in unserer räumlich beschränkten, quasi offenen Ambulanz durchzuführen, weil einerseits beträchtliche Schmerzreaktionen von seiten der Patienten zu erwarten waren und die beschriebenen Zwischenfälle, wie Ohnmacht, Kollaps usw. den Routinebetrieb empfindlich gestört hätten.

Es galt also, die Originalmethode so zu modifizieren, daß sie den Anforderungen möglichst entgegenkommt, die man billigerweise an unsere Patienten und jene Ärzte, die Akupunktur ausüben, stellen kann.

Die neue Methode sollte folgenden Kriterien gerecht werden:

a) Weitgehend gleiche Erfolge erzielen wie die Originalmethode.
b) Keine Komplikationen durch Zwischenfälle hervorrufen.
c) Auch bei sensiblen Personen anwendbar, also nicht wesentlich schmerzhafter sein als die normale Akupunktur.
d) Auch im räumlich beengten Ambulanzbetrieb, (neben den üblichen Akupunkturfällen) durchführbar sein.
e) Keinen apparativen Aufwand erfordern und mit den bei uns üblichen Silber- oder Stahlnadeln normaler Länge und Stärke ausgeführt werden können.
f) Keine besondere Geschicklichkeit beim Setzen der Nadeln voraussetzen, d. h. auch nicht die Kenntnis der händischen Analgesiestimulierung.
g) Keine Kontrolle der Patienten zwischen den Behandlungsterminen nötig machen.
h) Kombinierbar sein mit der üblichen Körperakupunktur und Aurikulotherapie.
i) Keine Änderung der medikamentösen Therapie, insbesondere auch bei Begleitkrankheiten, nötig machen.
j) Gleichzeitige physikalische Behandlung oder deren meist erwünschte Wiederaufnahme ermöglichen.

Erst wenn diese Forderungen annähernd erfüllt werden könnten, war BISCHKO bereit, die Schädelakupunktur als Behandlungsmethode in unser Therapieprogramm aufzunehmen.

Die größte Schwierigkeit schien, wie wir bei einer Diskussion über dieses Thema annahmen, die Schmerzhaftigkeit zu sein, die sich z. B. aus der tangentialen Einführung einer Nadel über eine Strecke von 7—9 cm vom Tou Mo nach kaudal entlang der entsprechenden Zone und aus der Stimulierung dieser Nadel ergeben mußte. Wir waren auch darüber einer Meinung, daß ein Teil der in der Originalarbeit beschriebenen Zwischenfälle, darauf zurückzuführen ist.

Ich ging von der Überlegung aus, daß man einen ähnlichen Effekt, ohne wesentliche Schmerzen zu verursachen, vielleicht dadurch erzielen könnte, wenn man die entsprechenden Zonen mit mehreren Nadeln, die in üblicher Manier, also senkrecht oder leicht schräg zur Oberfläche gestochen werden, behandelt.

Mit dieser Vorgangsweise war theoretisch eine ähnliche Wirkung zu erwarten, wenn überhaupt — wie in der Originalarbeit beschrieben wird — vom äußeren Schädel aus eine Beeinflussung der kortikalen Reizareale möglich sein sollte.

Mein Vorschlag wurde von BISCHKO akzeptiert und ich erhielt die Erlaubnis, den ersten geeigneten Fall, der unsere Ambulanz aufsuchen würde, in dieser Form zu behandeln.

Es handelte sich dabei um eine damals 58jährige Patientin, die 6 Jahre vorher einen apoplektischen Insult mit linksseitiger Hemiparese und motorischer Aphasie erlitten hatte. Schon Jahre vor dem Insult bestand eine arterielle Hypertonie und ein Diabetes mellitus, der eine Insulinmedikation erforderlich machte.

Nach der Apoplexie war sie mehrmals stationär an neurologischen, internen und Stoffwechselabteilungen behandelt worden, hatte Kuraufenthalte, physikalische Therapie zur Rehabilitation hinter sich und war schließlich, da sie für ihre körperlichen Bedürfnisse nicht mehr allein sorgen konnte, mit einem Hilflosenzuschuß bedacht worden, um ihr die Aufwendung für die benötigte Hilfsperson wenigstens teilweise zu ersetzen.

Bei Beginn der Behandlung bestand eine spastische Parese der linken oberen und unteren Extremität, die es der Patientin unmöglich machte, ohne fremde Hilfe zu gehen. Der linke Arm konnte nur etwa bis in Nabelhöhe gehoben werden, der Gebrauch der linken Hand war durch die typischen Kontrakturen praktisch unmöglich.

Die Behandlung erfolgte durch das Setzen von 10—12 Silbernadeln, mit denen die kranialen Anteile der kontralateralen Motorikzone (1.—3. Fünftel) in der Manier einer Zick-Zack-Nähmaschinennaht überdeckt wurden.

Die Nadeln wurden unter Drehung bis an das Periost eingestochen, was von der Patientin ohne Schmerzäußerung toleriert wurde und 20 Minuten belassen. In dieser Zeit habe ich in ca. 5 Minuten Abständen eine kurze Stimulierung durch Drehen der Nadeln vorgenommen.

Außerdem habe ich die Punkte Le 8 (9), MP 6, G 34, sowie Di 4/11/15, KS 7 und G 1 akupunktiert.

Der Erfolg war insofern überraschend, als die Patientin, als hätte sie den in der Originalliteratur erwähnten ersten Fall gekannt, wenn auch mit Mühe und mit Hilfe eines Stockes unsere Ambulanz verlassen konnte. Nach der 6. Behandlung sorgte sie für einige Aufregung, weil sie die Tatsache, daß sie sich nach Jahren mit der gelähmten Hand wieder an ihrer Nase kratzen konnte, emotionell so bewegte, daß sie dies lauthals den Kollegen und übrigen Patienten unserer Ambulanz kundtat.

Wir konnten im weiteren Verlauf erreichen, daß sie ohne Stock auf ebenem Boden gehen konnte und sogar mit der kranken Hand mit einem Messer hantieren konnte.

3 Jahre später, nach 2 Wiederholungszyklen von je 12 Behandlungen in Wochenabständen hält die erzielte Besserung, die sich auch in einer deutlichen psychischen Wandlung im Sinne einer Lebensbejahung ausdrückte, unvermindert an.

Die größte Sorge unseres ersten Falles ist derzeit, daß ihr der Hilflosenzuschuß aufgrund dieser Besserung entzogen werden könnte!

Somit hatte die modifizierte Methode der „Therapie mit der Kopfnadel" ihre Feuerprobe bestanden und wir konnten, darauf aufbauend, weitere in der Originalarbeit angegebene Krankheitsbilder auf unsere Art zu behandeln beginnen.

Von dem Grundsatz ausgehend, daß die Akupunktur als Teil der traditionellen chinesischen Medizin nie eine Monotherapie war und dies auch heute nicht sein sollte, haben wir uns beim Studium der Originalarbeit darüber gewundert, daß der Autor mit keinem Wort etwaige Kombinationsmöglichkeiten mit anderen Behandlungsmethoden erwähnt.

Mag sein, daß dies für ihn zu selbstverständlich ist, um ausdrücklich festgehalten zu werden.

Ich habe von Anfang an eine kombinierte Behandlung angewendet und etwa nach folgendem Schema weiter ausgebaut:

a) Schädelakupunktur
b) zusätzlich Körperakupunktur
c) Aurikulotherapie
d) Elektrostimulation
e) Verwendung eines Lasergerätes zur Reizsetzung
f) Aku-Injektionen (Pharmaka-Akupunktur)
g) medikamentöse Therapie
h) Diät
i) Atemgymnastik
j) Massage, Punktmassage, Bewegungsübungen
k) ev. Balneotherapie, jedoch nicht zur gleichen Zeit
l) Psychotherapie, ev. autogenes Training
m) Behandlung ev. Begleitkrankheiten durch a—m

ad k) Wie die Erfahrung lehrt, wird durch den Reiz einer Bäderkur eine Reaktion des Organismus ausgelöst, die mit jener, die durch die Akupunktur hervorgerufen wird, nicht immer im positiven Sinn harmoniert.

Außerdem sprechen YIN-Typen meist besser auf Bäderkuren an, während ausgesprochene YANG-Typen solche Kuren instinktiv ablehnen und auch nicht dazu überredet werden sollten.

2. Kapitel

Anatomie, Physiologie, Pathologie und Klinik des Nervensystems

1. Anatomie und Physiologie des Nervensystems (Flüchtiger Überblick, — siehe bitte einschlägige Literatur!)

Das Nervensystem des Menschen, so nimmt man an, kann in 2 Hauptanteile geteilt werden, den somatischen und den vegetativen.

Am somatischen Teil kann man wieder einen zentralen (Gehirn und Rückenmark) und einen peripheren (die 12 paarigen Hirnnerven und die 31 paarig angeordneten Spinalnerven) unterscheiden.

Den vegetativen Anteil kann man ebenfalls grob in einen sympathischen und einen parasympathischen unterteilen.

Das Gehirn als oberstes Zentrum wird in das Großhirn, das Kleinhirn und den Hirnstamm gegliedert.

Das Gehirn besitzt 2 Hemisphären, deren Rinde aus der sogenannten grauen Substanz besteht, die die Hemisphären bis zu einer Tiefe von ca. 3 mm umgibt. Das Gehirn stellt den zuletzt entwickelten und zugleich perfektesten Anteil des Nervensystems dar.

Betrachtet man die Oberfläche der Hemisphären, so werden der erhabene Anteil = Gyrus, die Senkung = Sulcus und tiefere Einziehungen als Fissurae bezeichnet.

Wenn wir die linke Hemisphäre als Beispiel nehmen und die Linie von der Fissura lateralis in Richtung zum Sulcus centralis Rolandi zur Fissura parieto occipitalis verfolgen, können wir die Oberfläche des Gehirns in 4 Anteile teilen, in einen frontalen, einen parietalen, einen okzipitalen und in einen temporalen Lappen.

Vor dem Sulcus centralis finden wir den Gyrus praecentralis und dahinter liegt der Gyrus postcentralis. Unterhalb der Fissura lateralis befindet sich der Gyrus temporalis superior und die Zirkumferenz des unteren Anteiles der Fissura lateralis bildet der Gyrus supramarginalis. Am unteren Ende des Sulcus temporalis superior finden wir den Gyrus angularis und den hinteren Anteil des Gyrus frontalis inferior. Knapp unterhalb des Gyrus praecentralis finden wir das Gebiet der Area Broca.

Kommentar zum 2. Kapitel

Hierzu dürfen wir in Erinnerung bringen, daß die wichtigsten Zonen der Schädelakupunktur den Regionen der Gyri centrales anterior und posterior entsprechen. Diese Gebiete, die zu den 12 Primordialgebieten zählen (Ummarkung der Rindenfasern schon ab dem 7. Fötalmonat bis zur Geburt), besitzen reichliche ein- oder doppelsinnige Verbindungen mit den tieferen Gebieten des Z.N.S.

Sie besitzen außerdem eine spezifische Zyto-Architektonik insofern, als ihre obersten Rindenschichten ausschließlich Nervenzellen 2. Kategorie nach GOLGI enthalten, sog. „intellectual cells" nach KENYON, das heißt mnemische Elemente, welche lange Fasern in die Tiefe senden, aber durch Dendritenausläufer der Nervenzellen der tieferen Schichten Erregungen erhalten und ihrerseits durch ihre Neuriten diejenigen Elemente der tieferen Schichten, welche Projektions- und Assoziationsfasern entsenden, mnemisch erregen (R. BRUN).

Die „intellectual cells" finden sich auch bei höheren Insekten mit nur 4 Hirnwindungen, z. B. bei Bienen, Wespen, Ameisen, sie scheinen für die Gedächtnisleistung wichtig, oder gar verantwortlich zu sein.

Zyto-Architektonik des Neo-Pallidums (vertikal gesehen)

1. *Plexiforme oder molekulare-zellarme Schicht*
2. *Schicht der kleinen Pyramidenzellen (2. Schicht nach MONAKOW)*
3. *Schicht der mittelgroßen Pyramidenzellen (2. Schicht nach MONAKOW)*
4. *Körnerschicht*
5. *Schicht der großen Pyramidenzellen (Zona gygantopyramidalis BETZ)*
6. *Spindelzellschicht (in ihr die physiologisch wichtigen MARINOTTI Sternzellen)*

Zyto-Architektonik des Neo-Pallidums (horizontal gesehen)

a) *Oberhalb der und z. T. in der Molekularschicht liegt eine oberflächliche Tangentialfaserschicht.*
b) *Zwischen der 1. und 2. Schicht liegt der KAES-BECHTEREW-Streifen, der erst im 2. Lebensjahr markhältig wird.*
c) *Innerhalb der 4. Schicht liegt der BAILLAGER- oder VICQ D'AZYR-Streifen, der zwischen den sehr zellreichen Körnerschichten bis zu 4 mm breit wird und in der Kalkarinarinde, auch GENNARI-Streifen genannt wird.*
In den verschiedenen Rindenfeldern bestehen starke Abweichungen, z. B. bei den BETZschen Riesenpyramidenzellen in der 5. Schicht, die in der Sehrinde völlig fehlen!
d) *In der tiefsten 6. Schicht finden die Projektionsfasern und Assoziationsfasern zwar ihr Ende, nehmen aber nur sehr selten von dort ihren Ausgang.*

Diese Zyto-Architektonik nimmt im Bereich Bein-Rumpf, also im kranialen Bereich den ganzen Gyrus praecentralis ein, um sich nach kaudal zu auf einen schmalen Streifen am Sulcus centralis zu beschränken.

Hingegen sind die myelogenetischen Felder wesentlich breiter, sie umfassen den Gyrus prae- und postcentralis und noch einen Teil des Gyrus temporalis superior.

In diesen Regionen wurden 1870 durch FRITSCH und HITZIG die sog. motorischen Foci entdeckt, darunter versteht man elektrisch reizbare Zonen, die fast ausschließlich gekreuzt und besonders reichlich im Gyrus praecentralis nachgewiesen wurden.

Dabei besitzt wieder die Armregion die meisten dieser Foci, also der mittlere Teil des Gyrus praecentralis, wobei für Daumen, Finger und Zehen, aber nur für diese, auch Foci im Gyrus postcentralis nachgewiesen werden konnten.

Selbst nach Ausschaltung der Pyramidenbahn sind immerhin noch über die Foci für Finger und Zehen Reizwirkungen auf die Extremitäten zu erzielen. Auch die zusätzliche Ausschaltung des rubro-spinalen Bündels unterbricht diese Verbindung nicht.

Es ist also auch die Vorderstrangbahn an der Übertragung der Reize Hirnrinde-Rückenmark beteiligt.

Die Anordnung der Foci für Bewegungen von Kopf, Armen und Beinen in der vorderen Zentralwindung (Area 4 von BRODMANN — VOGT):

Oberstes Gebiet bis Konvexität und auf die Medianseite übergreifend — Lobulus paracentralis: Beinregion.

Mittlere Abschnitte: Armregion.

Unteres Drittel bis Operculum Rolandicum: Kopfregion, Gesicht, Mund, Zunge, Kehlkopf.

Diese Foci sind durch schwer erregbare Rindenanteile voneinander getrennt.

Der Bewegungserfolg einer Focusreizung ist eine synergetische Bewegung m e h r e r e r M u s k e l n , — n i e m a l s e i n e s M u s k e l s .

Bei Reizung der Arm-Bein-Region wird nur die gekreuzte Muskulatur, also kontralateral zum Reizareal, beeinflußt. Hingegen bei der Kopfregion (z. B. Stirnfazialis, Kehlkopf) auch die gleichseitige Muskulatur!

Beim Menschen ist mit schwachen Reizen nur der Gyrus centralis anterior = Gyrus praecentralis, beeinflußbar.

Stärkere elektrische Reize führen zu klonischen Krämpfen, beginnend in dem, dem kontralateralen Anteil des gereizten Areals entsprechendem Gebiet — weitere kontralaterale Gebiete erfassend und erst dann auch homolaterale.

Die Körperfühlsphäre ist wesentlich ausgedehnter als die motorische Region.

3. Kapitel

Die Therapie mit der Kopfnadel

Sie stellt eine Heilmethode dar, welche durch Nadelstiche an bestimmten Zonen der Kopfhaut eine kausale Therapie ermöglicht.

Die Zonen der Kopfnadelung und ihre Funktion
Um die Zonen relativ exakt lokalisieren zu können, wurden 2 Bezugslinien geschaffen.
1. Eine ventro-dorsale Medio-Sagittallinie: Dies ist eine Verbindungslinie von der Glabella zum Unterrand der Protuberantia occipitalis externa (Tou Mo-Verlauf).
2. Eine Augenbrauen-Okzipitallinie (auch Horizontallinie genannt). Dies ist eine Verbindungslinie vom Oberrand des Mittelpunktes der Augenbrauen mit der Spitze der Protuberantia occipitalis externa.

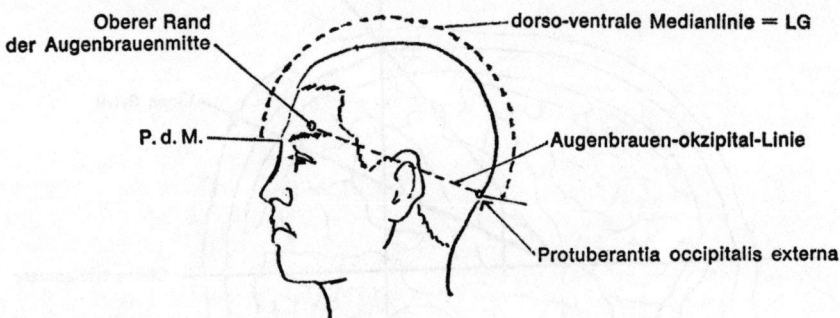

Oberer Rand der Augenbrauenmitte

dorso-ventrale Medianlinie = LG

P. d. M.

Augenbrauen-okzipital-Linie

Protuberantia occipitalis externa

Abb. 1: Orientierungspunkte und -linien

Kommentar zur Lokalisation der Zonen der Kopfnadelung

Die bei uns gebräuchlichste Methode, Gehirnbezirke am äußeren Schädel zu lokalisieren, verdanken wir dem Schweizer Chirurgen KRÖNLEIN, dessen Angaben eine wesentlich präzisere und vor allem differenziertere Festlegung der verschiedenen Hirnregionen zuläßt, sogar soweit, daß seine Einteilung vielen Kriegschirurgen in Ermangelung anderer Hilfsmittel als Richtschnur bei Eingriffen im Schädelbereich diente.

Die Zoneneinteilung, wie sie unsere chinesischen Kollegen vorschlagen, kommt dem in der Akupunktur versierten Arzt mehr entgegen. Sie ist einfacher und rascher vorzunehmen und hinreichend genau.

Wer sich an KRÖNLEINs Angaben erinnert, erkennt sofort, daß der chinesische Kollege eine Verbindungslinie zwischen dem Schnittpunkt der oberen, von KRÖNLEIN angegebenen, Horizontale — die in Höhe des oberen Randes der Orbita verläuft — mit der Medianlinie = Tou Mo einerseits und dem Schnittpunkt der sog. „deutschen Horizontale" — dies ist eine gedachte Linie in Höhe des unteren Orbitalrandes und des Oberrandes des knöchernen Meatus akusticus — mit der Medianen im Nacken, als Bezugslinie nimmt, die er als Augenbrauen-Okzipitallinie bezeichnet.

Nach KRÖNLEIN wird der kranialste Punkt des Sulcus centralis dort lokalisiert, wo eine Vertikale, die er als „hintere Vertikale" bezeichnet — sie nimmt ihren Anfang vom hintersten Umfang der Basis des Mastoides — die Medio-Sagittallinie = Tou Mo — schneidet.

Die chinesischen Angaben fordern, die Medio-Sagittallinie zwischen Glabella und Protuberantia occipitalis externa zu messen, diese Strecke zu

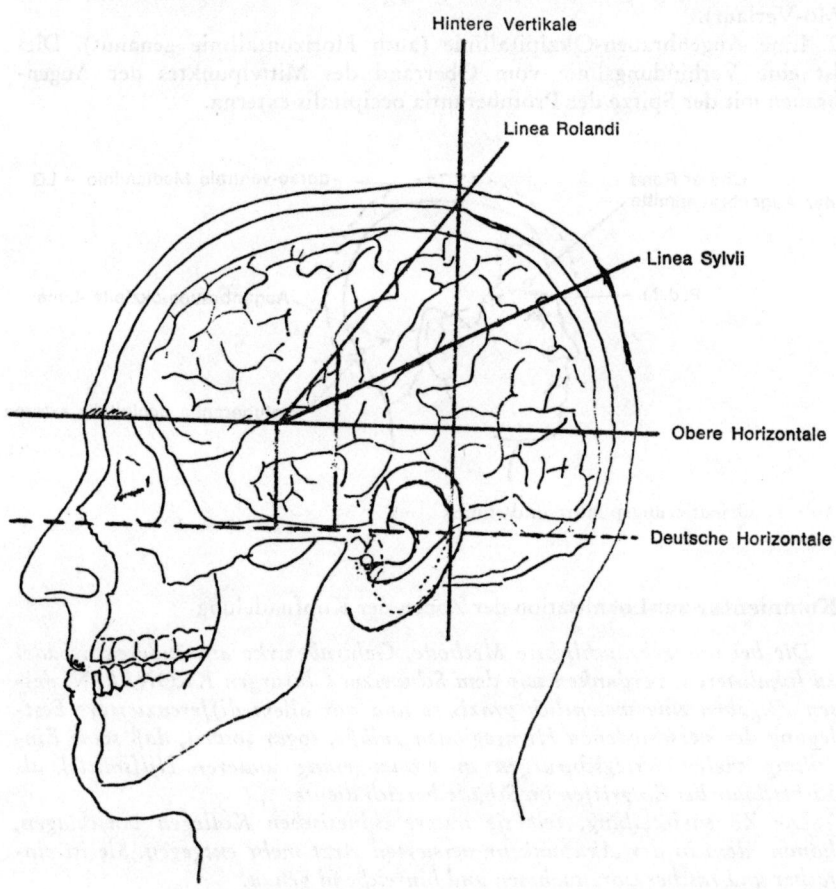

Hintere Vertikale

Linea Rolandi

Linea Sylvii

Obere Horizontale

Deutsche Horizontale

halbieren, einen halben cm zuzufügen und lokalisieren nun den oberen Endpunkt der Motorikzone nach diesem Maß, von der Glabella aus nach okzipital gemessen.

Vielfache Nachmessungen, die ich inzwischen nach beiden Methoden vorgenommen habe, zeigen, daß der nach den chinesischen Angaben gefundene Meß- oder Richtpunkt ca. 1—1,5 cm frontal von jenem liegt, der nach KRÖNLEIN bestimmt wird.

Daraus muß gefolgert werden, daß der chinesische Meßpunkt etwa der Mitte des Gyrus praecentralis, an seiner Umschlagstelle an der Incisura interhemisphärica entspricht.

◄

Abb. 2: Schema für die Bestimmung der Lagebeziehungen zwischen Großhirn und Schädeldach (nach KRÖNLEIN)

Deutsche Horizontale = Ohrorbitallinie
unterer Rand der Augenhöhle, oberer Rand des Gehörganges

Obere Horizontale
parallel zur Deutschen Horizontalen durch den oberen Augenhöhlenrand

Vordere Vertikale
Mitte des Jochbeins

Mittlere Vertikale
vom Unterkieferköpfchen

Hintere Vertikale
hinterster Punkt des Ursprungs des Warzenfortsatzes senkrecht aufsteigend

Die Linea Rolandi wird erhalten, indem der Kreuzungspunkt der vorderen Vertikalen und der oberen Horizontalen verbunden wird mit dem Punkt, in welchem die hintere Vertikale die Scheitellinie schneidet.

Die Linea Sylvii wird erhalten, indem der Winkel, welchen die Linea Rolandi mit der oberen Horizontalen bildet, halbiert und die Halbierungslinie nach hinten bis zur Kreuzung mit der hinteren Vertikalen verlängert wird.

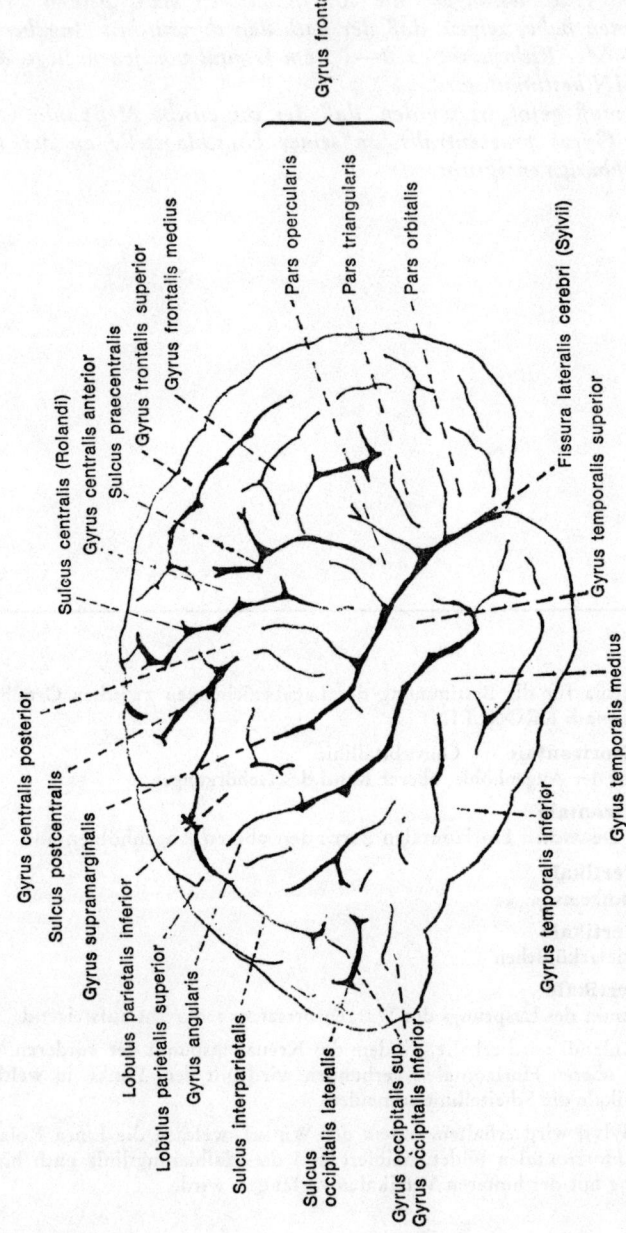

Sulcus centralis posterior
Sulcus postcentralis
Gyrus supramarginalis
Lobulus parietalis inferior
Lobulus parietalis superior
Gyrus angularis
Sulcus interparietalis
Sulcus occipitalis lateralis
Gyrus occipitalis sup.
Gyrus occipitalis inferior

Sulcus centralis (Rolandi)
Gyrus centralis anterior
Sulcus praecentralis
Gyrus frontalis superior
Gyrus frontalis medius

Gyrus frontalis inferior

Pars opercularis
Pars triangularis
Pars orbitalis

Fissura lateralis cerebri (Sylvii)
Gyrus temporalis superior

Gyrus temporalis medius

Gyrus temporalis inferior

Abb. 3: Furchen und Windungen der rechten Großhirnhemisphären der lateralen Fläche

Die Lokalisation der Reizzonen und ihrer Funktionen

(insgesamt 14 Zonen)

1. BEWEGUNGSZONE (MOTORIK- und SPRACHZONE 1)

Lokalisation

Ihr oberer Endpunkt liegt 0,5 cm dorsal vom Mittelpunkt auf der gemessenen Strecke zwischen Glabella und Protuberantia occipitalis externa, auf der ventro-dorsalen Medio-Sagittallinie.

Der untere Endpunkt liegt am Schnittpunkt der Augenbrauen-Okzipitallinie mit dem Schläfenhaaransatz, etwas vor und oberhalb der knöchernen Erhebung des Arcus zygomaticus.

Die Verbindungslinie zwischen diesen beiden Punkten entspricht der **Motorikzone.**

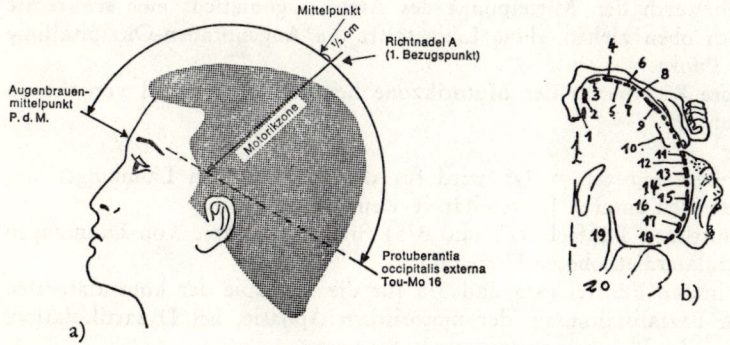

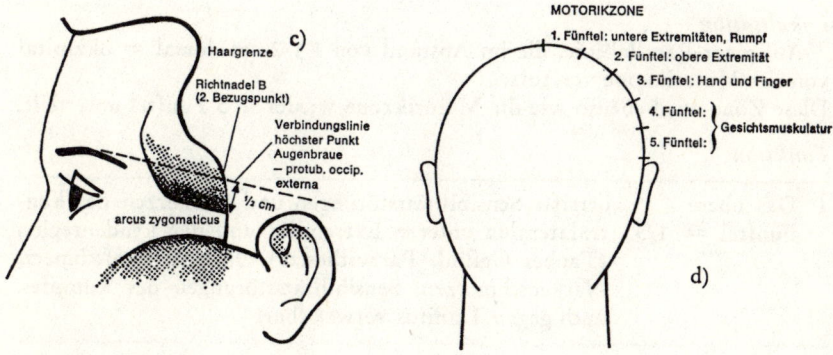

Abb. 4 a, c, d: Die Motorikzone, b) Linke Großhirnhälfte. Gyrus-centralis-anterior-Motorikzone.

Die so gefundene Motorikzone wird nun in 5 gleiche Teile geteilt, wobei von kranial nach kaudal gezählt wird.

Das obere Fünftel = 1/5	betrifft die Motorik der kontralateralen unteren Extremität sowie des Rumpfes.
Die mittleren Fünftel = 2/5 und 3/5	betreffen die Motorik der kontralateralen oberen Extremitäten.
Die unteren Fünftel = 4/5 und 5/5	betreffen die Motorik der Hals- und Gesichtsmuskulatur, die Kau- und Schluckbewegung. Sie werden auch als **Sprachzone 1** bezeichnet.

P.S.: Bei Patienten mit undeutlich begrenztem Schläfenhaaransatz kann man auch durch den Mittelpunkt des Arcus zygomaticus eine senkrechte Linie nach oben ziehen, diese Linie trifft die Augenbrauen-Okzipitallinie in einem Punkt.
Der untere Richtpunkt der Motorikzone liegt 0,5 cm ventral von diesem Schnittpunkt.
Funktion
1. Das obere Fünftel = 1/5 wird für die Therapie von Lähmungen der kontralateralen unteren Extremität verwendet.
2. Die mittleren Fünftel (2/5 und 3/5) für die Therapie von Lähmungen der kontralateralen oberen Extremität.
3. Die unteren Fünftel (4/5 und 5/5 für die Therapie der kontralateralen zentralen Fazialislähmung, der motorischen Aphasie, bei Dysartikulation, Anomalien der Phonation sowie gegen Sialorrhö.

2. SENSIBILITÄTSZONE

Lokalisation
Auf einer Parallellinie, die im Abstand von 1 1/2 cm dorsal = okzipital von der Motorikzone verläuft.
Diese Zone wird ebenso wie die Motorikzone wieder in 5 Fünftel unterteilt.

Funktion

1. Das obere Fünftel = 1/5	betrifft Sensibilitätsstörungen und Schmerzen der kontralateralen unteren Extremität und der Lendenregion (Taubes Gefühl, Paraesthesiae) Okzipitalkopfschmerz, Nackenschmerzen, Sensibilitätsstörungen des Rumpfes, auch gegen Tinnitus verwendbar.
2. Die mittleren Fünftel = 2/5 und 3/5	betreffen die Sensibilität der kontralateralen oberen Extremität.

3. Die unteren   betreffen Sensibilitätsstörungen des Gesichtes, Trigemi-
Fünftel = 4/5   nusneuralgie, Zahnschmerzen, Arthralgien des Man-
und 5/5   dibulargelenkes.

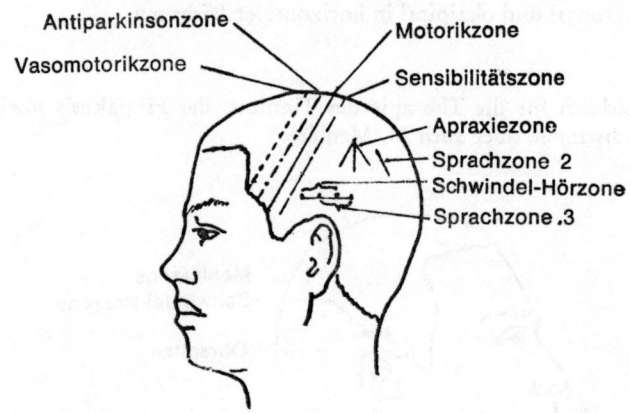

Abb. 5: Die Zonen in Seitenansicht

3. ANTI-PARKINSONZONE (Tremorzone, Choreazone)

Lokalisation
Auf einer Parallellinie, die 1 1/2 cm nach frontal von der Motorikzone gelegen ist.

Funktion
Für die Behandlung der Chorea minor des Kindes und des Parkinson-Syndroms. Bei einseitiger Symptomatik wird die kontralaterale Zone verwendet. Bei beidseitigen Schmerzen wird auf beiden Seiten genadelt.

4. VASOMOTORIKZONE (Gefäßzone)

Lokalisation
Auf einer Parallellinie, die 1 1/2 cm frontal von der Anti-Parkinsonzone = 3 cm frontal von der Motorikzone gelegen ist.

Funktion
Hauptsächlich für die Therapie von Ödemen „kortikaler Genese", darunter versteht man Ödeme, die man bei Patienten nach zerebralen Insulten häufig an den Extremitäten der gelähmten Seite sieht. Diese Ödeme sind nicht kardial, renal, hepatogen oder allergisch bedingt.
Obere Hälfte dieser Zone: Gegen kontralaterale zerebrale Ödeme in den unteren Extremitäten sowie gegen Hypertonie.
Untere Hälfte dieser Zone: Gegen zerebrale Ödeme, die an den oberen Extremitäten auftreten.

5. INNENOHRSCHWINDEL- und HÖRZONE

Lokalisation

Von der Ohrspitze 1 1/2 cm gerade nach oben und von diesem Punkt je 2 cm nach frontal und okzipital in horizontaler Richtung.

Funktion

Hauptsächlich für die Therapie des Tinnitus, der Hypakusis sowie gegen Innenohrschwindel, aber auch M. Meniére.

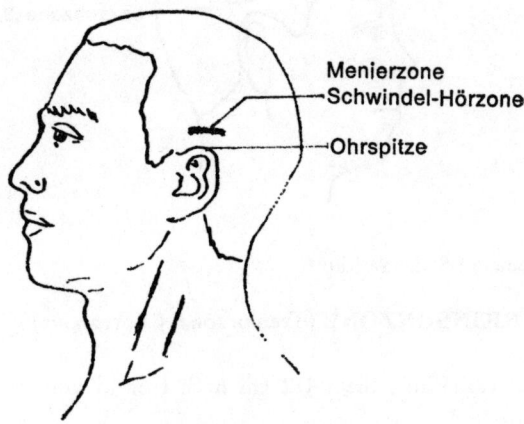

Abb. 6: Innenohrschwindel- und Hörzone

6. SPRACHZONE 2

Lokalisation

Wenn man durch den Tuber parietale eine Parallellinie zur ventrodorsalen Medio-Sagitallinie = Tou Mo zieht, so liegt der Anfang dieser 3 cm langen Zone 2 cm okzipital vom Tuber parietale auf einer Vertikalen, die man sich durch den Hinterrand des Mastoides nach oben denken kann.

Funktion

Hauptsächlich für die Therapie der totalen sensorischen Aphasie = Aphasia WERNICKE.

34

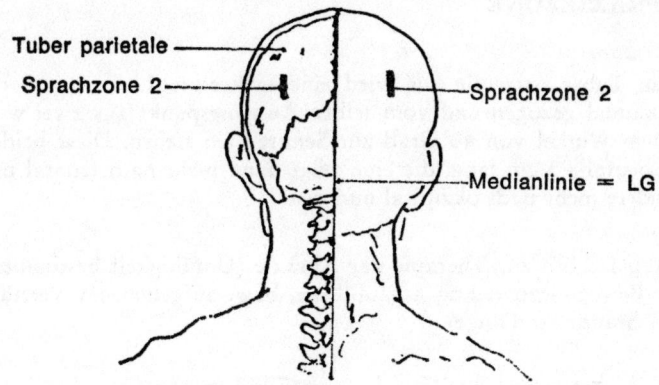

Tuber parietale
Sprachzone 2
Sprachzone 2
Medianlinie = LG

Abb. 7: Die Sprachzone 2

7. SPRACHZONE 3

Lokalisation

Vom Mittelpunkt der Zone 5 = Innenohrschwindel- und Hörzone, zieht man eine 4 cm lange Linie nach okzipital.

Funktion

Hauptsächlich für die Behandlung der reinen sensorischen Aphasie und der LICHTHEIM'schen sensorischen Aphasie. Die vordere Hälfte der Zone soll gegen „Worttaubheit" und „Tonstummheit", die hintere gegen „Wortblindheit" besonders wirksam sein.

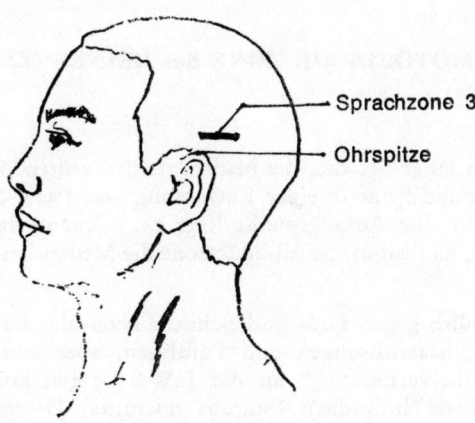

Sprachzone 3
Ohrspitze

Abb. 8: Sprachzone 3

8. APRAXIEZONE

Lokalisation

Vom Tuber parietale aus wird eine senkrechte Linie von 3 cm Länge nach kaudal gezogen und vom selben Ausgangspunkt aus zwei weitere, die in einem Winkel von 40 Grad zur Senkrechten stehen. Diese beiden Linien sind ebenfalls 3 cm lang, die eine zeigt dann mehr nach frontal und distal, die andere mehr nach okzipital und distal.

Funktion

Hauptsächlich zur Therapie der Apraxie (Unfähigkeit bestimmte komplizierte Bewegungen richtig auszuführen, bzw. aufgehobenes Verständnis für den Gebrauch der Dinge).

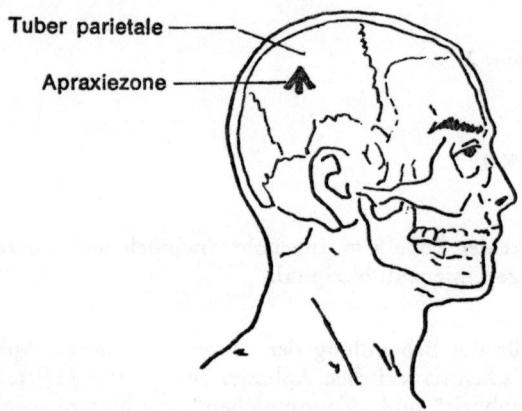

Tuber parietale ———

Apraxiezone ———

Abb. 9: Die Apraxiezone

9. SENSO-MOTORISCHE ZONE des BEINES (Zone der Koordination des Gehens)

Lokalisation

Eine 3 cm lange Strecke, die beiderseits der ventrodorsalen Medio-Sagittallinie liegt und zwar in einer Entfernung von 1 cm. Sie verläuft parallel zum Tou Mo. Ihr Anfangspunkt liegt ca. 1 cm dorsal = okzipital von jenem Punkt, an dem die Sensibilitätszone die Medianlinie berührt.

Funktion

Hauptsächlich gegen Fuß- und Beinschmerzen der kontralateralen Extremität, Sensibilitätsstörungen und Paralysen, aber auch zur Therapie der akuten „Wirbelverrenkung" an der L.W.S., gegen kortikale Ödeme, Polyurie (Diabetes insipidus), Enuresis nocturna, Descensus und Prolapsus uteri.

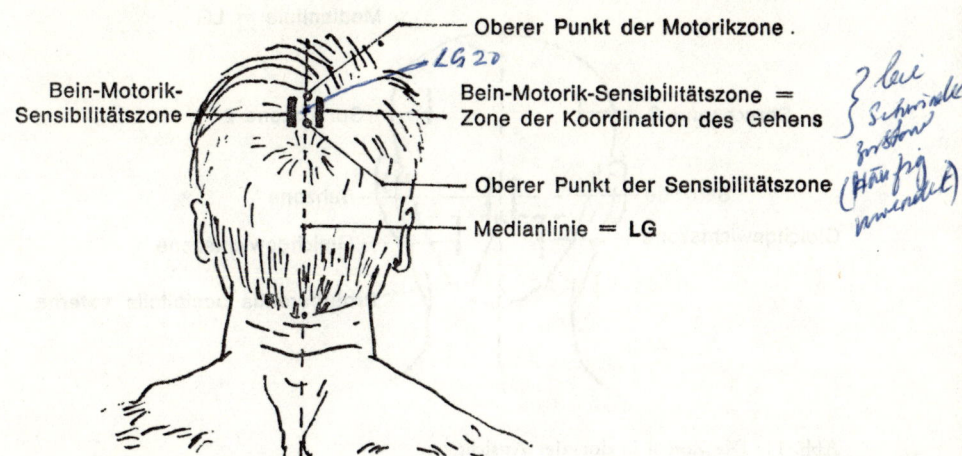

Oberer Punkt der Motorikzone.

LG 20

Bein-Motorik-
Sensibilitätszone

Bein-Motorik-Sensibilitätszone =
Zone der Koordination des Gehens

Oberer Punkt der Sensibilitätszone

Medianlinie = LG

Abb. 10: Die Beinmotorik-Sensibilitätszone

10. SEHZONE

Lokalisation

Beiderseits der Protuberantia occipitalis externa, in deren Höhe beginnend und 1 cm neben der ventrodorsalen Medio-Sagittallinie, parallel zu dieser verlaufend, gelegen. Ihre Länge beträgt ca. 4 cm nach **kranial**.

Funktion

Hauptsächlich gegen kortikal bedingte Sehstörungen. (Nachbarschaft zur psychischen Sehsphäre!)

11. ZEREBELLARE GLEICHGEWICHTSZONE

Lokalisation

Wieder in der Höhe der Protuberantia occipitalis externa beginnend, 3 1/2 cm lateral der Medianlinie und parallel zu dieser nach **kaudal** in einer Länge von 4 cm verlaufend.

Funktion

Hauptsächlich für die Therapie von zerebellaren Gleichgewichtsstörungen.

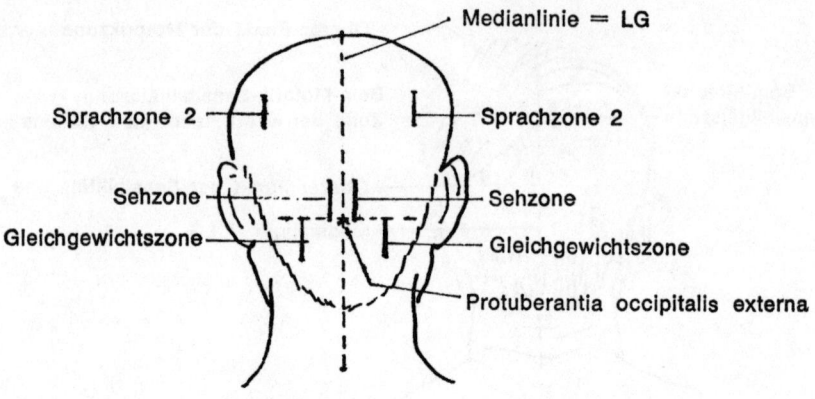

Abb. 11: Die Zonen in dorsaler Ansicht

12. MAGENZONE

Lokalisation

Wenn man beim Blick geradeaus durch die Pupille eine Vertikale nach aufwärts zieht, von dem Punkt aus, wo diese Linie den Haaransatz trifft ist der Beginn der Zone, die parallel zur Medianen von dort 2 cm nach kranial reicht. (Bei fehlendem Haaransatz liegt der Beginn der Zone ca. 6 cm oberhalb der Augenbrauen.)

Funktion

Wirkt auf Oberbauchschmerzen, Gastralgien usw.

12a. LEBER-GALLENZONE

Lokalisation

Sie bildet die Verlängerung der Zone 12. = Magenzone, um 2 cm nach aufwärts.

Funktion

Sie soll sichere kurative Effekte bei Schmerzen im Epigastrium und im rechten Oberbauch gewährleisten und wird auch zur Therapie der chronischen Hepatopathien empfohlen.

13. THORAXZONE

Lokalisation

Sie liegt auf einer Parallellinie, die genau in der Mitte zwischen Magenzone und der ventro-dorsalen Medio-Sagittallinie lokalisiert ist und reicht von ihrem Schnittpunkt mit dem Haaransatz je 2 cm nach oben und nach unten.

Funktion

Asthma bronchiale, vorzüglich allergischer Genese, Beschwerden im Thoraxbereich, supraventrikuläre paroxysmale Tachykardie.

14. GENITALZONE

Lokalisation

Lateral der Magenzone gelegen, vom Stirn-Schläfenhaaransatzwinkel aus nach rückwärts ziehend, parallel zur Medianlinie in einer Länge von 2 cm.

Funktion

Hauptsächlich für die Therapie von „funktionellen Uterusblutungen" und in Kombination mit Zone 9. = Senso-motorische Zone des Beines, zur Behandlung des Descensus und Prolapsus uteri.

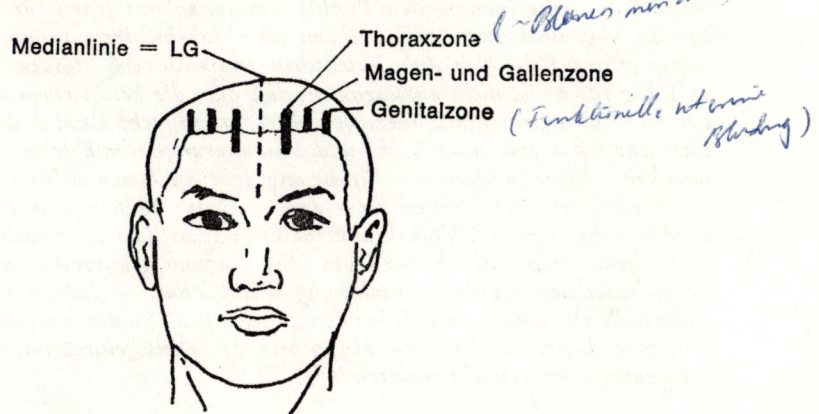

Medianlinie = LG —   — Thoraxzone *(~ Blasen meridian)*
               — Magen- und Gallenzone
               — Genitalzone *(Funktionelle uterine Blutung)*

Abb. 12: Die Zonen in frontaler Ansicht

Kommentar

Die Zonen 12, 12 a, 13 und 14 wurden, wie in der Originalarbeit beschrieben, empirisch z. T. nach der Ausstrahlung des De Qi-Gefühls sowie nach der eingetretenen Wirkung auf die angeführten Organe lokalisiert.

Darin liegt ein gewisser Widerspruch zu der Erklärung, die Wirkung der Schädelakupunktur beruhe auf der Möglichkeit, von Hautzonen des Schädels aus durch Reizimpulse die entsprechenden Kortexareale anregen zu können, wie dies z. B. für die Motorikzone mit ihrer Übereinstimmung mit den motorischen Reizarealen des Gyrus praecentralis theoretisch möglich wäre.

Demnach würde also die Genitalzone, als deren Indikation „funktionelle Uterusblutungen" angegeben werden, etwa einem Areal um den Punkt M 1 (8) = Trou Oe = t'ou-wei = „Verbindung des Kopfes" entsprechen, der als Reunionspunkt mit dem G-Meridian gilt, wobei noch die Tatsache, daß der M- und Di-Meridian das Yang-Ming bilden, in Betracht gezogen werden muß sowie die Verbindung des M-Meridians zu seinem gekoppelten Yin-Partner, dem MP-Meridian, wie überhaupt die Yin-Meridiane im Schädelbereich durch ihre zugehörigen Yang-Meridiane repräsentiert werden, wodurch sich die Wirkung eines Punktes eines Yin-Meridians am Vorfuß auf das von seinem Yang-Partner versorgte Schädelgebiet erst erklären läßt.

Ähnlich, nur umgekehrt, könnte man sich die Auswirkungen der Punktur, insbesondere der Genital-Magen/Galle und der Thoraxzone vorstellen, sozusagen dem zentrifugalen Energiefluß des Blasen-, Magen- und Gallenblasenmeridians entsprechend, mit weiterem Einwirken auf die tiefen Verläufe, also organbezogen, auch der jeweiligen gekoppelten Yin-Meridiane.

Gegen diese Hypothese spricht immerhin, daß die Indikationen der am Schädel in Frage kommenden Punkte nur selten mit jenen für die Zonen 12—14 übereinstimmen, was bei den über Jahrhunderte gesammelten Erfahrungen, auf die sich die „klassischen Indikationen" stützen, zumindest auffällig ist. Es ist nicht anzunehmen, daß man die beschriebenen therapeutischen Wirkungen einfach übersehen hätte, um so mehr als auch die moderne Literatur zwar eine neue Stich- und Stimulierungstechnik lehrt, aber ebenfalls keine dieser Indikationen für die angegebenen Zonen anführt.

Interessanterweise werden diese Zonen in der 1976 erschienenen ergänzenden Arbeit aus dem Volkskrankenhaus Ji Shan Xian nicht mehr erwähnt, also scheint man auch dort zu der Überzeugung gekommen zu sein, daß unbeschadet der mit der Stimulierung dieser Zonen erreichten Erfolge, ein anderer Wirkmechanismus als bei den „klassischen" Schädelakupunkturzonen vorliegen dürfte und sich die Hypothese der Zwischenschaltung von Kortexarealen nicht aufrecht erhalten läßt.

Auf jeden Fall stellen diese Zonen mit ihren Indikationen:

Thoraxzone: Asthma bronchiale — besonders allergischer Genese, Beschwerden im Thoraxbereich, supraventrikuläre paroxysmale Tachykardie.
Magenzone: Gastralgien und Oberbauchschmerzen.
Leber/Gallenzone: ebenfalls bei Schmerzen im Epigastrium und im rechten Oberbauch und zur Therapie von chronischen Hepatopathien.
Genitalzone: zur Therapie funktioneller Uterusblutungen und zusammen mit der
Senso-motorischen Zone der Beine: zur Behandlung des Descensus und Prolapsus uteri
wirksame Bereiche dar, die wir in dem einen oder anderen Fall anwenden sollten.

Bei näherer Betrachtung der unter 1—4 angegebenen Zonen ist, wenn auch in der Originalarbeit nicht darauf eingegangen wird, eine Übereinstimmung mit bekannten Akupunkturpunkten im Bereich des Schädels gegeben, bzw. liegen zahlreiche Punkte im Bereich dieser Zonen.

Wenn wir eine der am häufigsten gebrauchten, nämlich die Motorikzone, herausgreifen, so finden wir, daß deren erster zu bestimmender Meß- oder Richtpunkt (wie wir ihn bezeichnen wollen) weitgehend mit dem eminent wichtigen Punkt Tou Mo 20 = LG 20 = Pae Roe = Paihui = 100 Reunionen, der als Reunionspunkt für das gesamte Yang gilt, übereinstimmt.

Noch deutlicher ausgeprägt ergibt sich eine Übereinstimmung mit den Punkten die als P.a.M. 1 = Extraordinary point 6 = LG 20 -1, — LG 20 -01 = Szu Shen Tsung = „Weisheit der vier Götter", „Vier kluge Götter" bezeichnet werden.

Wir erinnern an die Lokalisation von LG 20, die mit 8 Cun vom Punkt P.a.M. 3 = Extraordinary point 1 = Point curieux 29 = LG 24 -2 = P.d.M. = Yin Tang nach okzipital, oder 5 Cun von der natürlichen Stirnhaargrenze entfernt, angegeben wird.

LG 19 = Chao Ting = Houting ist dann 1,5 Cun nach okzipital, LG 21 = Tchinn Ting = Chienting ist 1,5 Cun nach frontal am Tou Mo gelegen.

Die Punkte treffen etwa mit dem Beginn der Motorikzone = LG 20, der Sensibilitätszone = LG 19 und der Anti-Parkinsonzone = LG 21, zusammen.

Nun die wichtigsten Indikationen dieser Punkte, soweit sie jene, der in der Schädelakupunktur beschriebenen, betreffen:

LG 20: allgemein: 100 Krankheiten, damit ist gemeint, daß LG 20 bei vielen Erkrankungen eingesetzt werden kann.

Z.N.S.: Plötzlicher zerebraler Insult, Hemiplegie, Aphasie, Sprech- und Sprachschwierigkeiten, der Patient spricht „kreuz und quer durcheinander", Erinnerungsverlust, Gedächtnisstörung, Epileptische Anfälle, Hypersalivation, Kopfschmerzen mit Schweregefühl, Schwindelanfälle, Gehirndurchblutungsstörungen, Sehstörungen mit Augenflimmern, Geschmacksverlust, allgemeine Schwäche des Nervensystems, Zerstreutheit, Konzentrationsschwäche.

Brechreiz mit Schweißausbruch, Hämorrhoiden, Rektalprolaps — besonders in der Pädiatrie.

Nach neuer Literatur: Kopfschmerzen, Schwindel, Neurasthenie, Rektalprolaps.

Für die Punktekombination „Vier kluge Götter" finden wir in der modernen Literatur die Indikationen: Kopfschmerz, Schwindel, Apoplexie, Epilepsie, psychische Erkrankungen.

LG 19: allgemein: Angst vor Wind und Kälte.

Z.N.S. Zerebrale Kongestionen, Konvulsionen, Epilepsie, Kopfschmerzen, Migräne, Schwindel, Schlaflosigkeit, besonders Durchschlafstörungen, Geisteskrankheiten, Sehstörungen, Schweißausbrüche, Kopfschwartenneuralgien usw.

Nach neuer Literatur: Kopfschmerzen, Nackensteife, Schmerzen im Hinterkopf, Benommenheit, Schwindel.

LG 21: *Z.N.S. Gehirndurchblutungsstörungen* — *Mangeldurchblutung genauso wie Kongestionen.*
Augenflimmern, Scheitelkopfschmerzen, Konvulsionen und epileptische Anfälle besonders bei Kindern, Rötung und Schwellung des Gesichtes.
Nach neuer Literatur: *Scheitelkopfschmerzen, Schwindel, Rötung und Schwellung des Gesichtes, Konvulsionen bei Kindern.*

Diese Beispiele mögen für die zahlreichen weiteren, jedem Akupunkteur bekannten Punkte des Gallenblasen-, Blasen- und Magenmeridians und für jene des 3 E, die am Schädel innerhalb der Schädelakupunkturzonen lokalisiert sind, gelten. Wobei noch zu bedenken ist, daß nach der Tradition, deren Empirie zur Kenntnis genommen werden muß, diese Yang-Meridiane mit ihren Yin-Partnern in Verbindung stehen, so daß also, wenn man die zahlreichen Reunionen, die im Schädelbereich bestehen, als gegeben annimmt, alle Energiebahnen auf den Schädel einwirken und vice versa von Punkten des Schädels aus Rückwirkungen auf die Peripherie zu erwarten sind.

Dies war für uns, die wir beim Studium der Originalarbeit darüber verwundert waren, daß deren Autor nur die „Therapie mit der Kopfnadel" beschreibt, wobei er bei seiner tangentialen Nadelführung zwangsläufig manche Akupunkturpunkte quasi auffädelt und gemeinsam stimuliert, mit ein Grund, vom Anfang an die Schädelakupunktur nach unserer Methode mit der klassischen Körperakupunktur zu kombinieren.

Später kamen zusätzlich auch Ohrpunkte in unser Therapieprogramm und vor allem die Methode der Applikation von entsprechenden Injektionsmitteln an ausgewählte Akupunkturpunkte, als sog. Aku-Injektionen.

Zugleich gingen wir von der manuellen immer mehr auf die elektrische Stimulierung über, und dazu, unsere Patienten insofern mitarbeiten zu lassen, als wir die dazu fähigen aufforderten, die Stromstärke auf das von ihnen gerade noch tolerierbare Ausmaß zu steigern und durch Nachregulierung dieses Optimum über die Behandlungsdauer einzuhalten.

Auf diese Kombinationsmöglichkeiten zur Erreichung eines größtmöglichen Therapieeffektes wird später noch ausführlich eingegangen werden.

Die Handhabung der Kopfnadel und ihre Anwendung
(Originalarbeit 1972)

1. Nadel: 2 1/2 — 3 Cun Länge, Nr. 26 — Nr. 28.
2. Lagerung des Patienten: Sitzend, flach liegend oder in Seitenlage.
3. Handhabung der Nadel: Nach Erstellung der Diagnose wird der Patient in die geeignete Lage gebracht und die für die Therapie passende Zone bestimmt. Nach Desinfektion der Kopfhaut wird die Nadel entlang der Kopfhaut schräg unter Drehung eingeführt, so daß sie deutlich subkutan zu liegen

kommt. Hat man die gewünschte Länge der Zone erreicht, so soll man in dieser Lage bleiben und die Nadel nicht mehr vor- oder zurückschieben!

Um diese Fixierung der Nadel bewerkstelligen zu können ist es erforderlich, daß das Schulter-, Ellenbogen-, Handwurzel- und Daumengrundgelenk des Therapeuten in konstanter Stellung bleiben.

Das Mittel- und Grundgelenk des Zeigefingers werden halb gebeugt und die Nadel wird zwischen Daumen und Zeigefinger gehalten und nun in Drehung versetzt, wobei die Nadel etwa 200 mal in der Minute, bei jeder Drehung abwechselnd im und gegen den Uhrzeigersinn gedreht werden soll.

Man dreht die Nadel 1—2 Minuten ununterbrochen in dieser Art, dann beläßt man sie 5—10 Minuten in situ, wobei man während dieser Zeit nochmals eine aktive Drehungsperiode von 1—2 Minuten Dauer einschalten kann.

Hierauf wird die Nadel entfernt und die Stichwunde durch Druck mit steriler Watte oder einem Tupfer verschlossen.

Kommentar (modifizierte Vorgangsweise)

Der Patient wird auf eine bequeme Liege mit verstellbarer Rückenlehne, die von allen Seiten frei zugänglich sein muß, zumeist in Rückenlage gelagert.

Nach exakter Ausmessung und Bestimmung der für das betreffende Leiden zu verwendenden Zonen, werden 2 Richtnadeln, je eine am Anfang und eine am Ende der gewählten Zone oder des zuständigen Zonenabschnittes, in der bei uns üblichen Akupunkturmanier unter leichter Drehung senkrecht oder etwas schräg zur Schädeloberfläche eingestochen.

Durch diese beiden Nadeln ist die Richtung und Ausdehnung der zu behandelnden Zone gegeben, die nun mit Stahl- oder Silbernadeln mittlerer Länge und Stärke in Abständen von ca. 1 cm in der Art ähnlich einer Zick-Zack-Nähmaschinennaht überdeckt wird.

Die Anzahl der Nadeln richtet sich nach der Ausdehnung der jeweiligen Zone.

Auch diese Nadeln werden unter leichter Drehung bis an das Periost eingestochen und dann in Abständen von etwa 5 Minuten durch Drehung händisch stimuliert.

Die Dauer der Behandlung beträgt ca. 20 Minuten.

Wenn eine elektrische Stimulierung mit Hilfe eines Reizgerätes (siehe Seite 92) beabsichtigt ist, (bei pathologischem EEG, Krampfbereitschaft oder anamnestisch eruierten epileptischen Anfällen ist die elektrische Stimulierung kontra-indiziert!), sind für jede Zone nur die oben beschriebenen „Richtnadeln" erforderlich.

Die Nadeln sollen dann etwas schräg subkutan eingeführt werden, damit sie dem leichten Zug der Klemmen und Kabel standhalten, wenn der Patient seinen Kopf bewegt, was nicht immer vermieden werden kann.

Die Dauer der elektrischen Stimulierung sollte nur in Ausnahmefällen 15 Minuten überschreiten.

WICHTIG!

NIE PUNKTE auf BEIDEN SEITEN DES SCHÄDELS zugleich ELEKTRISCH STIMULIEREN!! ES KANN ZU SCHWEREN ZWISCHENFÄLLEN KOMMEN, WENN DER STROM DIE KÖRPERACHSE KREUZT!

Nach Beendigung der Sitzung werden die Nadeln entfernt und eventuell aufgetretene kleine Blutungen mit einem Tupfer komprimiert.

Bei Patienten mit üppigem Haarwuchs empfiehlt es sich, die Nadeln zu zählen, um beim Abnadeln keine Nadel zu vergessen.

Für jene Ärzte, die im Tasten des aurikulo-kardialen Reflexes (RAC) geübt sind, besteht die Möglichkeit, wie die folgende Arbeit, die mir BAHR freundlicherweise zur Verfügung stellte, zeigt, nach diesem Verfahren die Punkte exakt lokalisieren zu können.

Der NOGIER-REFLEX (RAC) in der SCHÄDELAKUPUNKTUR
Ein Verfahren zur exakten Punkte-Lokalisation

Von Dr. Frank R. BAHR

Obwohl erst wenige Jahre bekannt, wird die Schädelakupunktur immer mehr zur Therapie postapoplektaler Zustände herangezogen. Ein Arbeitskreis unserer Akademie ist zur Zeit damit beschäftigt, eine statistische Arbeit hierüber vorzubereiten.

Während in der VR China die Nadeln sehr schräg eingestochen werden, um ein möglichst großes Areal der in Frage kommenden Zone zu stimulieren (meistens elektrisch), gibt ZEITLER als Wiener Modifikation (in Heft 6/7 und 8/9) an, in einer Art von Zick-Zack-Form die entsprechenden Lokalisationen, meist mit Silbernadeln, senkrecht zu akupunktieren. Hierbei orientiert man sich möglichst genau an anatomischen Hilfspunkten, um den befallenen Gyrus zu lokalisieren.

Eingehende Untersuchungen der letzten Jahre über den aurikulo-kardialen Reflex (RAC) zeigten, daß dieser Reflex ein kutaneo-nervaler Reflex ist. Um die palpatorische Unsicherheit beim RAC-Tasten zu vermeiden, stehen wir in Kooperation mit einer Großfirma in der Entwicklung eines RAC-Sensors, über den später berichtet werden soll. Auch in den USA wird ein solches Gerät entwickelt. Ebenfalls die einfache Benennung des aurikulo-kardialen Reflexes als NOGIER-Reflex stammt aus Amerika.

Jeder, der im RAC-Tasten geübt ist, kann die Natur dieses Reflexes im Sinne eines allgemeinen kutaneo-nervalen Reflexes leicht überprüfen, mit einem sog. Gold-Silber-Hämmerchen (wie auf S. 18, Heft 6/7 beschrieben) kann man ganz exakt den millimetergenauen Ort eines chinesischen Körperakupunkturpunktes auffinden.

Es lag auf der Hand, dieses RAC-Detektionsverfahren auch bei der Schädelakupunktur einzusetzen, da hier weniger anatomische Hilfen bei der Detektion zur Verfügung stehen, als an den klassischen chinesischen Punkten.

Praktisches Vorgehen

Auf die RAC-Tastung selbst soll hier nicht eingegangen werden, da diese bereits in unseren Heften 4/5, Seite 16/17 und Heft 8/9 Seite 9/10 von NOGIER beschrieben ist.

Bei der Schädelakupunktur empfiehlt es sich genauso wie auch bei der Ohrakupunktur den Patienten im Liegen zu untersuchen. Man nimmt selbst hinter dem Kopfende der Liege Platz. Mit der linken Hand tastet man in gewohnter Weise den NOGIER-Reflex, während man mit der rechten Hand mit einem Gold-Silber-Hämmerchen in dem Schädelgebiet sucht, welches aufgrund der Angaben von ZEITLER für die jeweilige Störung in Frage kommt. Wird ein RAC ausgelöst, sucht man den RAC-Maximalpunkt, indem man das Gold-Silber-Hämmerchen geringfügig hin- und herschiebt. Häufig findet man Silberpunkte, man kann aber, besonders wenn man elektrisch stimuliert, auch nur Stahlnadeln verwenden.

Eine andere Möglichkeit für die Detektion besteht darin, pathologische Resonanzzonen mit der Frequenzmethode aufzufinden. Hierbei eignet sich der Magnetgriffel des Therapunkteurs EMS. Man stellt die Frequenz E (= 40 Hz) ein und sucht dann beidseitig der Medianlinie des Schädels nach pathologischen Zonen. Die Medianlinie selbst zeigt bekanntlich ein Resonanzverhalten bei der Frequenz D (= 20 Hz). Narben als Störfelder lassen sich mit der Frequenz A (= 2,5 Hz) auffinden. Hirninfarktbezirke findet man am besten mit der Frequenz B (= 5 Hz), sogenannte nutritive Frequenz.

Zusammenfassung

Allen Akupunkteuren ist bekannt, daß eine maximale Wirkung nur dann erzielt werden kann, wenn es gelingt — und dies gilt genauso für die Ohr- wie Körperakupunktur — die Akupunkturpunkte wirklich optimal exakt aufzufinden und zu stimulieren. Mit Hilfe des NOGIER-Reflexes ist es möglich, die sonst schwierig aufzufindenden pathologischen Zonen für die Schädelakupunktur genau zu bestimmen.

Therapiezyklus

Gelähmte Patienten mit langsamem Heilungsverlauf werden täglich 1mal behandelt. 10 Behandlungen bilden einen Therapiezyklus. Nach einer Pause von 3—5 Tagen beginnt man mit dem 2. Zyklus.

Kommentar

Die Behandlungsabstände sollten sich unserer Meinung nach, nach der Dauer bzw. Chronizität des Leidens richten, eine Vorgangsweise die sich, wie die Erfahrungen der Akupunkteure in Europa in den letzten 40 Jahren bewiesen haben, bewährt hat.

Wir glauben, daß die in der Originalarbeit geforderte tägliche Behandlung in Form von Zyklen über 10 Tage, unterbrochen von 3—4tägigen Pausen, nur bei relativ akuten Zuständen mit kurzer Anamnese oder bei bestimmten Krankheitsbildern — z. B. Morbus Menière oder Schmerzsyndromen usw., von Vorteil ist.

Bei chronischen Leiden oder Folgen nach Insulten, die bereits über mehrere Monate oder Jahre zurückliegen, schlagen wir Behandlungsabstände zwischen 3 und 7 Tagen vor, wobei wir in Extremfällen bis zu 30 Behandlungen ohne Pause durchführten.

Nach den chinesischen Angaben betrug die längste Therapiedauer überhaupt, die in einem Fall von Parkinson-Syndrom angewendet wurde, nicht weniger als 200 Sitzungen!

Zeichen der Besserung

Bei manchen Patienten erfolgt die Besserung nach der Nadelung erst allmählich, bei anderen mehr wellenförmig.
Z. B.: Eine Sensibilitätsstörung kann sofort nach der Nadelung verschwunden sein, ebenso kann eine Lähmung deutlich zurückgehen, um dann nach Stunden oder 1—2 Tagen wieder, aber in leichterer Form aufzutreten. Daher sollten während der Behandlung keine zu langen Pausen eingeschaltet werden, um den Therapieerfolg möglichst rasch zu fixieren.

Kommentar

Unsere Erfahrungen stimmen mit den beschriebenen überein, wonach es zumindestens bei Zuständen nach zerebralen Insulten eines gewissen Anlaufes bedarf, bis deutlich merkbare Zeichen einer Besserung eintreten, die dann in einer Form, die man als — ein Schritt nach vor, ein halber zurück — bezeichnen könnte — von einer Behandlung zur anderen weiterschreitet.

Bei akuten Erkrankungen hingegen ist zumeist eine rasche Besserung, die oft schon nach der ersten Behandlung eintritt, festzustellen.

Hier raten auch wir, im Gegensatz zu den üblichen Regeln der klassischen Akupunktur, die Behandlung fortzusetzen, auch wenn bereits praktisch eine Heilung oder weitgehende Besserung erfolgt ist, um dadurch den erreichten Therapieerfolg zu stabilisieren.

Die „Nadelgefühle" bei der Behandlung mit der Kopfnadel

Von den Arten der „Nadelgefühle" — Wärme, Lähmigkeit, Ziehen — tritt das Wärmegefühl am häufigsten in Erscheinung. Eventuelle präexistente Paraesthesien verschwinden während der Behandlung gänzlich, oder werden schwächer. Bei manchen Patienten ist auch ohne „Nadelgefühl" ein guter Therapieerfolg zu verzeichnen!

Die Ausdehnung des „Nadelgefühls und ihre Formen

a) Häufig tritt das Gefühl an der kontralateralen Körperhälfte auf
b) Das Nadelgefühl wird an der ipsilateralen Körperhälfte verspürt
c) Es tritt ein Wärmegefühl im ganzen Körper auf
d) Ein blockförmiges Nadelgefühl, das sich auf ein Gelenk oder einen Muskelbezirk beschränkt
e) Ein gürtelförmiges Nadelgefühl, das etwa 1 1/2 — 4 cm breit mit meridianähnlichem Verlauf verspürt wird.

Der Zeitpunkt des Auftretens und Verschwindens des „Nadelgefühles"

Bei den meisten Patienten tritt das Nadelgefühl nach einigen Sekunden bis 3 Minuten auf. Bei einigen erst einige Stunden nach der Nadelung (meist bei Apoplektikern). Es wird nach 3—10 Minuten schwächer oder kann ganz verschwinden. Bei einzelnen Patienten dauert es auch einige Stunden bis 2 Tage lang an.

Kommentar

Es zeigte sich, daß bei unserer Methode der Nadelung und händischen Stimulierung nur in Einzelfällen ein „Nadelgefühl", meist in Form eines Wärmegefühls im ganzen Körper mit leichtem Schweißausbruch, auftrat.

Bei elektrischer Stimulierung der Nadeln geben ca. 20 %/o der Fälle eine Sensation, meist an der kontralateralen Körperhälfte an, die sie, sobald die erste Überraschung vorbei ist, als durchaus erträglich bis angenehm beschreiben.

Wenn wir in der Originalarbeit lesen: „Bei manchen Patienten ist auch ohne Nadelgefühl ein guter Therapieerfolg zu verzeichnen, so können wir dies nach unseren Erfahrungen nur bestätigen und hinzufügen, daß das

De-Qi = De-Tsri-Gefühl keineswegs bei allen Fällen als Kriterium eines zu erwartenden positiven therapeutischen Erfolges zu bewerten ist.

Über das Auftreten des Nadelgefühles erst nach einigen Stunden nach der Nadelung, hat uns bisher noch kein Patient berichtet.

Die Dauer des Nadelgefühles endet nach den Angaben unserer Patienten meist mit der Entfernung der Nadeln, oder in Einzelfällen 1—2 Stunden nach der Nadelung.

Zu dem Begriff „De-Qi-Gefühl" ist die Beschreibung ähnlicher Sensationen von besonderem Interesse, die CUSHING publizierte.

Er beschrieb vor ca. 50 Jahren, vermutlich als erster, daß die elektrische Reizung des Gyrus postcentralis bei einer trepanierten, aber nicht narkotisierten Patientin zu eigenartigen Sensationen, in der kontralateralen oberen Extremität führte, die als Gefühl, als ob der Arm elektrisiert würde und danach als Wärmegefühl in den Fingern verspürt wurde.

Behandlungszwischenfälle

Besonders w i c h t i g erscheint es mir, auf mögliche Zwischenfälle hinzuweisen, die in der Originalarbeit nicht erwähnt werden.

Dabei muß ich mich auf ROUSTAN berufen, der die Methode in Peking und Shanghai direkt kennenlernte sowie auf unseren Mitarbeiter, den Veterinärmediziner BRUNNER, der sich ebenfalls an Ort und Stelle informieren konnte.

Nach der Beschreibung ROUSTANs und der mündlichen Mitteilung BRUNNERs sind Zwischenfälle bei der Behandlung mit der Kopfnadel aufgetreten.

Sie äußern sich in Schwindelanfällen, Sehstörungen, die als „schwarze Wolken vor den Augen" beschrieben werden, in plötzlicher Blässe des Gesichtes, Kältegefühl in den Gliedern, Schweißausbrüchen und Kollapsneigung.

Beim Auftreten derartiger Erscheinungen wird die Nadel sofort entfernt und es erfolgt zumindest Tieflagerung des Kopfes des Patienten.

Diese Zwischenfälle werden als Kontraindikation für die Behandlung mittels Schädelakupunktur betrachtet und solche Patienten werden einer anderen Therapie zugeführt.

Wir hatten bisher bei der Anwendung unserer Methode, die sich auf die angegebenen Indikationen erstreckt und darüber hinaus Krankheitsbilder erfaßte, von denen wir annahmen, daß sie durch die Schädelakupunktur beeinflußt werden könnten, keinen einzigen ernstlichen Zwischenfall zu verzeichnen.

Der Grund hierfür dürfte weniger in der geringen Anzahl von behandelten Fällen zu suchen sein, als vielmehr in dem außerordentlich starken Reiz, der bei der Originalmethode gesetzt wird, sowie in der Tatsache, daß die chinesischen Patienten bereits im postakuten Stadium behandelt werden, zu einem Zeitpunkt also, indem sie sich noch in einem etwas labilen Allgemeinzustand befinden.

Offene Fragen bezüglich der Wirkungsweise

Wir können aus unserer Sicht und nach den bisherigen Erfahrungen die Behauptung JIA SHUEN-FAs, daß die Schädelakupunktur eine Therapieform sei, bei der durch Stimulierung entsprechender Kopfhautregionen eine Reizung der kortikalen Funktionsareale erfolgt, weder ablehnen, noch ihr vollinhaltlich zustimmen.

Entsprechende Wirkmechanismen von den am Schädel bekannten Akupunkturpunkten müssen ebenfalls in Betracht gezogen werden, genauso wie die durch JENKNER und KROPEJ nachgewiesene Erhöhung des Durchströmungsvolumens des Gehirns eine wesentliche Rolle für die mit der Schädelakupunktur erzielten Erfolge spielen dürfte.

Es erscheint für den Erfolg oder Mißerfolg mindestens ebenso wichtig zu sein, ob es gelingt, den Strömungsquerschnitt und damit das Strömungsvolumen der zerebralen Gefäßversorgung zu bessern und dadurch eine ausreichende oder vermehrte Durchblutung zu erzielen.

Dies wäre eine der möglichen Erklärungen für die „Mobilisierung" der noch vorhandenen kortikalen Reizareale.

Als Beweis dafür könnte gelten, daß bei unseren absolut therapieresistenten Fällen eine extra- oder intrakranielle, organisch bedingte Strömungsbehinderung, an den für die zerebrale Durchblutung verantwortlichen Gefäßen vorlag, oder, wie bei einem Fall, ein ausgedehnter Defekt der Hirnsubstanz nach einer Schußverletzung, bei dem zwar eine relativ normale Durchblutung bestand, aber die motorischen Foci der oberen Anteile des Gyrus praecentralis operativ entfernt werden mußten.

Die Möglichkeit einer Steigerung des zerebralen Durchströmungsvolumens im Gefolge der Schädelakupunktur mit Hilfe entsprechender Untersuchungen nachweisen zu können, wäre zu Beginn der Behandlung für die Prognosestellung wichtig.

Eine Erweiterung der Indikationen über lokalisierte zerebrale Störungen hinaus auf die ungleich häufigeren prämorbiden Zustandsbilder, die aus einer beginnenden zerebralen Mangeldurchblutung resultieren, wäre gerechtfertigt.

Vorläufig sind wir in der Hauptsache auf Erfahrungen angewiesen und müssen daher, trotz unserer kombinierten Methodik mehr Mißerfolge als nötig, hinnehmen.

Dazu kommt noch, daß wir über die Änderung biochemischer Parameter als Akupunkturerfolge, insbesonders was die Schädelakupunktur betrifft, zwar einiges, aber noch viel zu wenig wissen.

4. Kapitel

Diagnose und Behandlung mit der Kopfnadel

Die Auswahl der Reizzonen für die folgenden 23 Krankheitsbeispiele soll flexibel sein, da die gleiche Erkrankung verschiedene Symptome aufweisen kann und gleiche Symptome wiederum bei verschiedenen Krankheitsbildern vorkommen können.

Daher soll man symptomatisch vorgehen!

So z. B.:

Bei Bewegungsstörungen	die kontralaterale Motorikzone
Bei Sensibilitätsstörungen	die kontralaterale Sensibilitätszone
Bei Sehstörungen	beide Sehzonen
Bei motorischer Aphasie	die Sprachzone 1 = unteres Fünftel der Motorikzone bilateral
Bei Apraxie	die Apraxiezone bilateral
Bei amnestischer Aphasie	die Sprachzone 2 bilateral
verwenden usw.	

1. Zerebrale Thrombose

Die Erfolgsquote hängt bei dieser Erkrankung signifikant mit der Dauer der Erkrankung zusammen. Je kürzer die Krankheitsdauer ist, um so besser ist der Therapieerfolg. Man konnte jedoch auch bei Patienten mit längerer Krankheitsdauer eine Besserung feststellen.

Die Thromboselokalisation hat ebenfalls eine gewisse Bedeutung für den Therapieerfolg.

Guter Erfolg bei Thrombosierung von Ästen der A. cerebri media und der A. cerebri anterior. Schlechter Erfolg bei Thrombosierung der tiefen bzw. der Stammäste.

Die Reaktivierung mancher Körperpartien erfolgt langsamer, so z. B. die Fingerstreckung, besonders bei Patienten mit spastischer Kontraktur der Hände.

Die Ursache hierfür hängt wahrscheinlich mit der Lokalisation und dem Grad der Gewebeschädigung zusammen.

2. Apoplektischer Insult

Patienten im Koma werden zuerst internistisch und neurologisch behandelt und erst nach Stabilisierung des Befindens wird mit der Kopfnadeltherapie begonnen.

Die Erfolgsquote hängt bei diesen Fällen deutlich von der Lokalisation der Blutung ab. Blutungen in der Capsula interna haben eine schlechte Erfolgsprognose.

Trotzdem ist die Erfolgsquote allgemein gesehen relativ gut und manche Patienten können schon nach einigen Nadelungen aufstehen und gehen, so daß man von einer Basisheilung sprechen kann.

3. Schädeltraumen

Nach chirurgischer Versorgung des akuten Stadiums und Stabilisierung des Befindens, kann man beginnen, die Ausfallserscheinungen (Hemiparesen, Aphasie usw.) zu behandeln.

Die Klinik hat gezeigt, daß der Therapieerfolg bei geschlossenen Schädeltraumen besser ist als bei offenen, eine Tatsache, die mit dem Grad der Schädigung zusammenhängen dürfte.

4. Intrakranielle Entzündungen (Enzephalitis, Meningitis)

Nach internistischer Behandlung des akuten Stadiums, kann man die postenzephalitischen (postmeningitischen) Symptome mit der Kopfnadel behandeln.

Die Erfolge waren sehr verschieden, komplette Heilung trat nur bei wenigen Patienten ein, bei den meisten konnte immerhin eine Besserung in relativ kurzer Zeit erreicht werden.

5. Chorea minor und posthemiplegica

Bei halbseitigem Symptomenbild — kontralaterale Anti-Parkinsonzone. Bei beidseitiger Symptomatik — beide Anti-Parkinsonzonen.
Die Klinik hat gezeigt, daß schon wenige Nadelungen zum Erfolg führen können. Im Durchschnitt trat eine entscheidende Besserung nach 6—7 Sitzungen auf.

Die Chorea der Kinder zeigte bessere Heilerfolge als die älterer Patienten oder postencephalitische Choreasyndrome.

Die reine Chorea zeigte auch einen besseren Verlauf, als wenn sie durch andere Symptome kompliziert war.

Nach ihrer Beherrschung soll man noch 7—10 Sitzungen anschließen, um den Erfolg zu festigen.

6. Morbus Parkinson und Parkinson-Syndrom

Bei halbseitiger Symptomatik — kontralaterale Anti-Parkinsonzone. Bei beidseitiger Symptomatik — beide Anti-Parkinsonzonen.
Die Klinik zeigt, daß das Parkinson-Syndrom (posttraumatisch, postenzephalitisch) besser anspricht als der echte M. Parkinson. Die Ergebnisse sind sowohl bezüglich der Dauerbehandlung, als auch bezüglich der Erfolge sehr unterschiedlich.

7. Ménière-Syndrom

Beide Schwindel- und Hörzonen behandeln.

8. Schwindel und Tinnitus

Bilateral die Innenohrschwindel- und Hörzone nadeln.

9. Kortikale Polyurie:

Beiderseits die Bein-Motorik und Sensibilitätszone nadeln.

10. Enuresis nocturna der Kleinkinder

Beide Bein-Motorik und Sensibilitätszonen nadeln.

11. Nervöse (neurogene) Kopfschmerzen

a) Stirnkopfschmerzen und Hemikranie — kontralateral oder bilateral die unteren 2/5 der Sensibilitätszone.
b) Schädeldachschmerzen, Hinterkopfschmerzen: bilateral das 1/5 = oberste, der Sensibilitätszone.

12. Trigeminusneuralgie

Kontralateral die unteren 2/5 der Sensibilitätszone nadeln.

13. Ischialgie

Kontralateral das oberste = 1/5 der Sensibilitätszone und dazu die Bein-Motorik und Sensibilitätszone = Zone der Koordination des Gehens nadeln.

14. Periarthritis humero-scapularis

Die kontralateralen mittleren 2/5 der Sensibilitätszone nadeln.

15. Kiefergelenksentzündung

Kontralateral die unteren 2/5 der Sensibilitätszone nadeln.

16. Achillessehnenscheidenentzündung

Kontralateral das oberste = 1/5 der Sensibilitätszone oder kontralateral die Bein-Motorik- und Sensibilitätszone nadeln.

17. Akute Verrenkung im LWS-Bereich

Bilateral das oberste 1/5 der Sensibilitätszone oder bilateral die Bein-Motorik-Sensibilitätszone nadeln.

18. Urtikaria

Bilateral die oberen 3/5 der Sensibilitätszone nadeln.

19. Oberbauchschmerzen

Beiderseits die Magenzone nadeln.

20. Allergisches Asthma bronchiale

Beiderseits die Thoraxzone nadeln.

21. Supraventrikuläre paroxysmale Tachykardie

Beiderseits die Thoraxzone nadeln.

22. Funktionelle Uterusblutung

Bilateral die Genitalzone nadeln.

23. Hypertonie

Bilateral die obere Hälfte der Gefäßzone nadeln.

Kommentar zu: 1. Zerebrale Thrombose und 2. Apoplektischer Insult (Seite 51)

Unsere Erfahrungen stimmen mit den vorhergehenden Angaben weitgehend überein, wenngleich wir bisher aus äußeren Gründen keine ganz frischen Fälle behandeln konnten.

Bei den Fällen, die ich in meiner Ordination behandelt habe, war der Abstand vom Beginn der Erkrankung bis zum Behandlungsbeginn deutlich kürzer, aber in jedem Fall über 6 Monate, als bei unseren Ambulanzfällen.

Dabei gewann ich den Eindruck, daß die Erfolgsquote nach zerebralen Thrombosen etwas höher liegt, als nach apoplektischen Insulten.

Kommentar zu: 3. Schädeltraumen (Seite 52)

Hier halten sich die Erfolge und Therapieversager nach unseren Erfahrungen die Waage, wobei wir den Angaben, daß geschlossene Schädeltraumen, auch wenn sie einer Hirnoperation zugeführt wurden, besser ansprechen als offene, z. B. nach Schußverletzungen mit ausgedehnten Knochendefekten und Hirnsubstanzverlusten, zustimmen.

Bei derartigen, ausgedehnten Knochendefekten wäre die Punktur nach der Originalvorschrift außerdem oft unmöglich. Wir setzen die Nadeln in solchen Ausnahmefällen innerhalb des Defektes mit größter Vorsicht, um mit Sicherheit eine Duraverletzung zu vermeiden.

BEHANDLUNGSBEISPIELE

Fall 1

Rechtsseitige HEMIPLEGIE mit spastischen Kontrakturen besonders der rechten Hand, nach apoplektischem Insult vor 2 Jahren. Patientin 40 Jahre alt.

Ursache: Arterielle Hypertonie, damals unerkannt, bis zum plötzlich eingetretenen Insult. Keine familiäre Belastung, kein Diabetes, keine Adipositas, keine Ovulationshemmer.

Beruf vor dem Insult: streßgeplagte Chefsekretärin.

Bei Beginn der Behandlung außer mäßiger Hypertonie organisch o. B., sämtliche Laborwerte normal. Psychisch: unausgeglichen im Sinn von Minderwertigkeitsgefühl in der Öffentlichkeit und Abhängigkeit von der für sie sorgenden Mutter. Patientin ist ledig.

Vorbehandlung: Neurologische Klinik, umfassende medikamentöse und physikalische Therapie, Massage usw.

a) Reichlich vorhandene Befunde ablichten — ad Karteikarte

b) RR Messung — 160/90

c) Untersuchung (Aufgrund der vorhandenen Befunde, abgekürztes Verfahren erlaubt.)

d) Erklärung an die Patientin, was bei dieser Art der Behandlung geschehen wird, dabei möglichst Angst- und Spannungsbeseitigung

e) Arme und Beine von Kleidung befreien

f) Bequeme Lagerung in Rückenlage auf genügend breiter Liege, mit etwas erhöhtem Oberkörper (Liege mit Lehnenverstellung erforderlich, sie muß von allen Seiten frei zugänglich sein)

g) Bestimmen des ersten Richtpunktes der Motorikzone auf der Medio-Sagittallinie = LG = Tou Mo, mit elastischem Zentimetermaß und Setzen der ersten Richtnadel an den gefundenen Punkt (Damenfrisuren berücksichtigen! Zentimetermaß straff anlegen! Längere Nadel 5—7 cm benutzen, damit diese gut sichtbar bleibt!) Sodann Bestimmung des 2. Richtpunktes an der Haargrenze etwas oberhalb und vor der höchsten Erhebung des Arcus zygomaticus (Für Anfänger: Auch dort eine Richtnadel setzen, obwohl im vorliegenden Fall nur die oberen 3/5 der Motorikzone, kontralateral, die für die unteren Extremitäten, Rumpf, Arme und Finger zuständig sind, genadelt werden müssen, weil dadurch die Richtung für die Nadelsetzung leichter einzuhalten ist.)

Messung der Entfernung zwischen 1. und 2. Richtnadel. Dieses Maß fünfteln und am Ende des 3. Fünftels = Hand- und Fingerreizareale, wieder eine Nadel unter leichter Drehung bis an das Periost plazieren. Nun in Abständen von ca. 1 cm im leichten Zick-Zack die zur Stimulierung erforderliche Zone (zwischen erster und zuletzt gesetzter Nadel) mit Stahl- oder Silbernadeln üblicher mittlerer Länge überdecken. Hierzu sind erfahrungsgemäß 8—10 Nadeln erforderlich. Diese Nadeln, besonders die oberen und unteren von ihnen in 3—5 Minutenabständen durch Drehen stimulieren, dabei aber keine wesentlichen Schmerzen verursachen! Zarte Hände, wie überhaupt bei der Akupunktur erforderlich! (BISCHKO) Nach 15—20 Minuten alle Nadeln unter leichter Drehung entfernen, eventuell aufgetretene kleine Blutungen mit Tupfer komprimieren.

Damit ist die Prozedur am Schädel beendet.

Patienten nicht sofort aufstehen lassen, zuerst aufsetzen, wegen eines eventuell auftretenden Schwindelgefühles.

Nach Plazierung der Nadeln am Schädel ist es in jedem Fall vorteilhaft, die adäquate Körperakupunktur oder Aurikulotherapie kombiniert einzusetzen und zwar entweder unterstützend zur Wirkung der Schädelakupunktur, also z. B. Lähmungspunkte an den unteren und oberen Extremitäten, Punkte gegen Kontrakturen, Punkte gegen Bewegungseinschränkung in Gelenken usw. oder zugleich gegen etwaige der Akupunktur zugängliche Begleitkrankheiten vorzugehen.

Im vorliegenden Fall wurden N 2, Le 3, G 34, KS 7, H 3/5/7, Di 15, G 20, G 3 gegeben.

Ab der 5. Sitzung wurde die beschriebene Schädelzone elektrisch stimuliert und an G 20 je 0,5 ml Glanoid zerebrale subkutan als Aku-Injektion gegeben.

Es konnte bereits nach der ersten Serie von 12 Behandlungen in der beschriebenen Weise, die in Wochenabständen erfolgten, eine deutliche Besserung der Arm- und Fingerbeweglichkeit erzielt werden (Nachahmung der in linken und rechten Diktaturen üblichen Grußform war ohne weiteres möglich). Der Gang war weniger „mähend", das Stiegensteigen ohne wesentliche Schwierigkeiten möglich und die Besserung der psychischen Verfassung drückte sich in optimistischer Haltung, Wiedererlangung des Selbstbewußtseins und damit im Ablegen der Scheu vor dem Angestarrt- und Bemitleidetwerden aus. Die Patientin besuchte wieder, so wie vor ihrer Erkrankung, Konzerte und Theateraufführungen.

Nach weiteren 2 Serien, die wir auf ähnliche Weise durchführten, scheint mit einem Restzustand, der sich in einer leichten Beugekontraktur der Hand und einem leichten Nachschleppen des Fußes ausdrückt, ein Optimum an Besserung erreicht worden zu sein.

Fall 2

Restparese des rechten Armes mit BROCA'scher Aphasie.
Aufgetreten vor einem Jahr, vermutlich als Folge einer Hirnembolie, ausgehend von dem damals dekompensierten Cor mit Vorhofflimmern.
75jähriger Patient, Pensionär.
Begleiterkrankung: Prostataadenom mit Restharn, daher seit Monaten mit Dauerkatheter versorgt, da die geplante Operation schon im Stadium der Narkoseeinleitung angeblich wegen „Komplikationen, durch den Kreislauf bedingt" abgebrochen werden mußte.

Der intelligente Patient kann zählen, Wochentage und Monate nennen, aber nicht Sätze formulieren, er vermag die Frage: „Was werden Sie heute mittag essen?" nicht mit dem Wort „Schweinebraten" zu beantworten und auch dieses Wort, als es ihm seine Frau vorspricht, nicht auf Anhieb nachzusprechen.

Beim Sprechen bestand auch eine deutliche Dysartikulation, die auf eine Mitbeteiligung der Zungenmuskulatur hinwies.

Die Lähmung des rechten Armes war nur mehr andeutungsweise durch leicht eingeschränkte Beweglichkeit und verminderte Kraft nachweisbar. Unser Patient konnte seinen Rock allein ausziehen.

Wir entschlossen uns also, einseitig das kontralaterale, für den Arm zuständige = 3. Fünftel der Motorikzone und bilateral die der Sprachzone 1 zugehörigen unteren Fünftel = 4. und 5. Fünftel zu verwenden und dazu die Sprachzone 2 zu nadeln.

Dies geschah, indem wir in der unter 1. geschilderten Manier nach Bestimmung der Zonen unsere Nadeln die Zonen überdeckend unter Drehung einstachen.

(Sprachzone 2 hauptsächlich gegen die Unfähigkeit, ein gesuchtes Wort zu finden. Sie liegt auf einer durch den Tuber parietale parallel zum Tou Mo gelegenen Linie, die ca. 2 cm dorsal vom Tuber verläuft).

Zusätzlich verabreichten wir Glanoid cerebrale als Aku-Injektion an G 20 und akupunktierten wegen des Vorhofflimmerns die Punkte KS 7, H 5, H 7. Bei späteren Sitzungen auch KG 14 und B 15.

Wegen der Blasen- und Prostatabeschwerden akupunktierten wir Le 3, MP 6 und KG 3 oder Le 3, Le 8 (9), MP 6, B 40 (54) und KG 3 oder Le 8 (9), B 40 (54), G 26/27/28 und KG 3.

Die Besserung war in Anbetracht des Alters und der Chronizität des Leidens überraschend, denn nach 6 Sitzungen in Wochenabständen, artikulierte unser Patient korrekt und begann zuerst in „Stichworten" richtige Antworten auf Fragen zu geben. Am Ende der 1. Serie (12 Behandlungen) erzählte er, wenn auch noch mit Schwierigkeiten in kurzen Sätzen, wie er sich freue, wieder mit der Sprache das ausdrücken zu können, was ihn bewegt.

Nach den zweiten 12 Behandlungen konnte die Therapie erfolgreich beendet werden. Natürlich besteht das Vorhofflimmern weiter und auch der Verweilkatheter ist erforderlich.

Die vom Internisten und Urologen verordneten Medikamente wurden selbstverständlich belassen, lediglich die Digitalisdosis mußte etwas reduziert werden, eine Erscheinung, die bekannt ist, und auch schon mehrfach beschrieben wurde.

Bevor auf die Symptomatologie der zerebralen Insulte und auf deren Therapie eingegangen wird, sei es erlaubt, eine Passage aus dem „Lehrbuch der speziellen Pathologie und Therapie der inneren Krankheiten" zu zitieren, das A. STRÜMPEL 1895 verfaßt hat.

Etwa 3—4 Wochen nach dem Insult kann man, wenn die anfänglichen Reizerscheinungen vorüber sind, die Behandlung der Hemiplegie in Angriff nehmen, wobei die Anwendung der E l e k t r i z i t ä t in erster Linie in Betracht kommt.

Man versucht die ö r t l i c h e G a l v a n i s a t i o n quer durch den Kopf mit möglichster Berücksichtigung der Lage des hämorrhagischen Herdes: schwache Ströme, Dauer der Sitzung etwa 2—3 Minuten.

Mit der Galvanisation am Kopfe kann die G a l v a n i s a t i o n d e s S y m p a t h i k u s auf der Seite des Gehirnherdes verbunden werden und endlich ist auch die Galvanisation (labile Kathode) und Faradisation der gelähmten Muskeln und Nerven nicht zu versäumen.

Die Beurteilung der hierdurch anscheinend erzielten günstigen Heilerfolge ist jedoch deshalb unsicher, weil, wie erwähnt, spontane Besserungen häufig vorkommen.

Sehr wichtig zur möglichen Verhütung der Kontrakturen sind frühzeitig anzufangende und methodisch fortzusetzende p a s s i v e B e w e g u n g e n , verbunden mit Massage der gelähmten Muskeln. Letztere und eine in späterer Zeit systematisch betriebene Heilgymnastik können auch zur Besserung der aktiven Beweglichkeit entschieden beitragen.

In diesem Sinne sind auch die vielfach angewandten Einreibungen (mit Campherspiritus, Chloroformöl, Senfspiritus usw.) von Nutzen.

Von inneren Mitteln wird J o d k a l i u m häufig verordnet im Hinblick auf den Ruf desselben als „Resorbens". Außerdem kann, namentlich in älteren Fällen, ein Versuch mit S t r y c h n i n p r ä p a r a t e n gemacht werden.

Was die Anwendung der Bäder betrifft, so sind alle höheren Temperaturen (über 26—27 Grad Reaumur) zu vermeiden. Mäßig warme Bäder, unter Umständen mit einem Zusatz von Salz, 3—4 in der Woche, scheinen eine günstige Wirkung auszuüben.

Zu den wirklichen Badekuren, welche man Hemiplegikern verordnen will, eignen sich W i l d b a d , R a g a z , T e p l i t z , W i e s b a d e n , O e y n h a u s e n und andere. Doch sind an den erstgenannten Orten zu heiße Bäder zu vermeiden.

Bei der langen Dauer vieler hemiplegischer Lähmungen, muß man mit den einzelnen Kurmethoden wiederholt abwechseln, um den Mut und die Geduld der Patienten stets von Neuem zu beleben.

Mit besonderer Sorgfalt sind diejenigen allgemein diätischen Vorschriften zu machen, welche der Wiederkehr einer Blutung nach Möglichkeit vorbeugen sollen: einfache Diät, Vermeidung reichlicher Mengen Spirituosen, Vermeidung körperlicher Anstrengungen und geistiger Aufregungen.

Diesen, über 80 Jahre alten Therapievorschlägen müssen wir im wesentlichen auch heute beipflichten und sie können leider nicht, außer was die Behandlung eventueller ursächlicher oder Begleitkrankheiten betrifft, durch entscheidende neue Richtlinien ergänzt werden.

Da es sich in der Praxis gezeigt hat, daß die Patienten mit Zuständen nach zerebralen Insulten einen großen Prozentsatz aller Fälle ausmachen, sei es gestattet auf die Problematik dieser Zustände näher einzugehen, vor allem auch, um das Stadium der Restitution, das nicht allein von der Zeitspanne, die seit dem Insult verstrichen ist, abhängt, sondern individuell sehr verschieden sein kann, vor Beginn der Therapie erfassen zu können.

Im Sinne der Arbeiten JENKNERs und KROPEJs müssen wir bereits den sog. „Vorboten" eines Insults unsere besondere Beachtung schenken und wenn möglich versuchen, dessen Eintritt zu verhindern.

Vorboten — Symptomatik — Restitution

Sie sind entweder die Folgen der durch die Gefäßerkrankung im Gehirn bedingten Zirkulationsstörungen, wie zeitweilig auftretende Kopfschmerzen, Schwindelerscheinungen, Flimmern vor den Augen, Tinnitus, Müdigkeit, Schwäche bestimmter Muskelgruppen, Stimmungslabilität, abnorme Konzentrationsunfähigkeit, Vergeßlichkeit, Sensibilitätsstörungen usw.

Diese Vorboten können bereits die Folgen kleinerer Blutungen sein, welche dem Eintritt einer größeren Hämorrhagie nicht selten voranzugehen scheinen.

58

In einem solchen Fall ergibt die Anamnese, daß die Patienten schon einmal oder wiederholt einen leichten, rasch vorübergehenden Anfall erlitten hatten, bestehend in einer geringen Ohnmachtsanwandlung, in einer rasch vorübergehenden Sprachstörung, in einer plötzlich eingetretenen, aber rasch wieder verschwundenen Schwäche eines Armes oder Beines und in ähnlichen Erscheinungen.

Diese Symptome können mehrere Tage oder Wochen und Monate dem schweren apoplektischen Insult vorausgehen.

Bei anderen Kranken fehlen derartige Vorboten, der apoplektische Anfall tritt unerwartet und plötzlich ein, so daß diese Kranken mitten aus scheinbar völliger Gesundheit „wie vom Schlag getroffen" umsinken.

Bei einer Reihe von Fällen fehlen die Vorboten auch, die Insulterscheinungen treten aber nicht auf einmal in ihrer ganzen Schwere auf, sondern entwickeln sich allmählich im Verlauf von Stunden oder gar Tagen. Dabei handelt es sich um die sog. langsamen oder verzögerten Insulte.

Die Kranken zeigen Verwirrungserscheinungen, sie sind ängstlich, Arm und Bein einer Seite werden paretisch und allmählich immer stärker gelähmt, bis dann erst Bewußtlosigkeit eintritt.

Zwischen den Erscheinungen des langsamen und plötzlichen Insultes, kommen natürlich alle möglichen Übergänge vor.

Sobald an irgendeiner Stelle die Berstung der fast immer vorgeschädigten Gefäßwand, und damit die Blutung in die Gehirnsubstanz hinein erfolgt, tritt plötzlich ein schwerer zerebraler Symptomenkomplex ein, den wir gemeinhin als apoplektischen Insult („Schlaganfall"), bezeichnen.

Da der Austritt des Blutes unter einem Druck stattfindet, der zweifellos viel höher ist als der Druck, unter dem die weiche Gehirnsubstanz steht, so entsteht im Moment der Druckwirkung sowohl eine traumatische Kompression der nervösen Teile als auch der Blut- und Lymphbahnen von sehr wechselnder Heftigkeit, je nach dem Grad und der Menge des Blutaustrittes, zumeist in Abhängigkeit von der Größe des rupturierten Gefäßes.

Ist der Riß in der Arterienwand sehr klein, so daß das Blut sich nur langsam seinen Weg bahnen kann, so kommt es überhaupt nicht zu einem schweren plötzlichen Insult, sondern die Erscheinungen desselben bedürfen einer gewissen Zeit zu ihrer Entwicklung.

Es bestehen gewisse Beziehungen zwischen dem Sitz der Blutung und der Schwere des Insultes.

Die Bewußtseinsstörung, ein Hauptsymptom des Insultes, hängen von einer Funktionshemmung der Hirnrinde ab, dies bringt mit sich, daß, je näher der Insult zu ihr lokalisiert ist, um so größer seine klinischen Erscheinungen sein werden. Dementsprechend können wir bei Hämorrhagien in tiefer gelegenen Hirnabschnitten (Hirnschenkel, Brücke) nicht selten geringere Folgezustände beobachten. Bei Blutungen im Hirnstamm sind die Folgen wieder wesentlich größer, was vor allem durch das größere Kaliber der Stammarterien bedingt sein dürfte.

Die Diagnose der Gehirnblutung stützt sich auf den plötzlichen Eintritt der Erscheinungen des apoplektischen Insults und die nachfolgenden

zerebralen Ausfallserscheinungen. Die Diagnose kann jedoch nicht mit abso-
luter Sicherheit gestellt werden, da die Gehirnembolie die gleichen Krank-
heitserscheinungen zeigen kann. Auch bei ihr kann das Ausmaß von leichte-
sten Graden, die sich nur in Benommenheit oder/und Schwindel äußern bis
zu schwersten mit tiefstem anhaltendem Koma variieren. Allerdings ist bei
der Embolie die Bewußtlosigkeit nur selten so schwer und so lange an-
dauernd wie bei der Hämorrhagie. Außerdem fehlen meist die Zeichen eines
erhöhten Hirndruckes, insbesonders die Bradykardie. Hingegen kann man
öfter als bei der Hirnblutung epileptiforme Konvulsionen beobachten.

Die Einzelheiten der Folgezustände gleichen wieder jenen, die nach Ge-
hirnblutung vorkommen.

Die thrombotischen Gehirnerweichungen führen hingegen nur sehr selten
zu einem plötzlichen Insult. Die Herderscheinungen entwickeln sich besonders
bei der senilen Gehirnerweichung mehr allmählich, wobei der weitere Ver-
lauf und schließliche Ausgang das gleiche Bild bieten kann, wie die Gehirn-
blutung.

Bei weitgehender Zerstörung der Rindenzentren oder Leitungsbahnen
kommt es zunächst immer zu einer schlaffen Lähmung, diese ist meist total,
es besteht völlige Akinesie, wobei alle Bewegungsarten der betroffenen Glie-
der befallen sind, auch die sog. Gemeinschaftsbewegungen.

Die Hautreflexe sind meist an der gelähmten Seite erloschen, (wichtig
zur Seitendiagnose bei bewußtlosen Patienten). Die Sehnenreflexe können
im gelähmten Arm und Bein ebenso erloschen sein, erscheinen aber bald
wieder, um dann in eine deutliche Steigerung umzuschlagen.

Konjugierte Ablenkung (déviation conjugée) der Augen und des Kopfes
nannte PREVOST die häufige Erscheinung, bei der die Augen nach der be-
fallenen Hemisphäre hin gerichtet sind, also gewissermaßen den Herd „an-
blicken" und von der gelähmten Körperhälfte „wegblicken".

Für die Schädelakupunktur weitaus wichtiger als die akuten Symptome
sind die Erscheinungen, die uns im weiteren Verlauf entgegentreten.

Die Wand eines solchen Herdes besteht aus der unregelmäßig zerfetzten
Hirnsubstanz, der Herd selbst aus dem geronnenen, zum Teil mit den Trüm-
mern der nervösen Elemente gemischten Blut. Im weiteren Verlauf verwan-
delt sich der Herd in einen braun-gelblichen Brei um schließlich eine glatt-
wandige, mit seröser Flüssigkeit gefüllte Höhle, die sog. apoplektische Zyste
zu bilden, oder, namentlich bei kleineren Herden, treten die Wandungen,
gleichzeitig mit der Resorption des Inhaltes, immer näher aneinander, um
unter reichlicher Bindegewebswucherung eine durch die Blutpigmente gelb
gefärbte apoplektische Narbe zu bilden.

Vom Sitz und der Größe des verbleibenden Defektes hängt dann der
etwaige Eintritt einer sekundären absteigenden Degeneration sowie die Art
und Ausbreitung der klinischen Restsymptome ab.

Vor allem verdient das weitere Verhalten der gelähmten Muskeln Beach-
tung. Wenn nämlich von vornherein keine vollständige Hemiplegie vor-
handen war, so kann sich die Beweglichkeit der befallenen Seite in relativ
kurzer Zeit in fast normaler Weise wieder herstellen!

Es bleibt zumeist nur eine gewisse leichte Schwäche und Steifigkeit zurück. Doch auch in jenen Fällen, wo eine vollständige Hemiplegie eintritt, bleibt sie nur selten in ihrer ganzen Ausdehnung dauernd bestehen. Meist beginnt die Beweglichkeit schon nach einigen Tagen, häufiger nach einigen Wochen wieder zurückzukehren. Diese Besserung schreitet langsam fort und im günstigsten Fall kann im Verlauf der nächsten Monate der größte Teil der Lähmungserscheinungen wieder verschwinden.

Gewöhnlich erreicht die Besserung nur ein bestimmtes Ausmaß und der Zustand bleibt stationär.

Der Patient bietet das charakteristische Bild eines Hemiplegikers, wobei gewisse Gesetzmäßigkeiten auffallend sind, nämlich, daß die Beweglichkeit des Beines in höherem Maße zurückgekehrt ist, als jene des Armes.

Im Arm wieder kehrt am ehesten die Beweglichkeit im Schulter- und Ellenbogengelenk zurück, während Hand und Finger noch gelähmt bleiben.

Im Bein ist es die Lähmung der Unterschenkelmuskulatur, die die normale Bewegung des Fußgelenkes unmöglich macht, hingegen bessert sich die Beweglichkeit im Hüft- und Kniegelenk. Die Mm. Ileopsoas und quadriceps sind von größter Bedeutung, da der Kranke durch ihr Funktionieren in den Stand gesetzt wird, wenn auch mit Hilfe eines Stockes, mit dem für Hemiplegiker charakteristischen „mähenden" Gang gehen zu können.

Es ist bis heute nicht mit völliger Sicherheit geklärt, worauf die in der ersten Zeit nach Eintritt der Hemiplegie häufig beginnende Besserung beruht. Der Hauptgrund dürfte vermutlich sein, daß nur die dauernden Lähmungserscheinungen als d i r e k t e Herdsymptome aufzufassen sind, während die vorübergehenden Lähmungen nur indirekt vom Herd abhängen und verschwinden, sobald alle in der Umgebung desselben eingetretenen Veränderungen sich zurückgebildet haben.

Die Möglichkeit, daß andere Bahnen und Zentren vikariierend eintreten und einen Teil der aufgehobenen Funktionen übernehmen, muß ebenfalls in Betracht gezogen werden.

Eine wirkliche Regeneration von zerstörten Gebieten ist äußerst unwahrscheinlich und daher erschien bisher eine wesentliche Besserung von hemiplegischen Lähmungserscheinungen nur innerhalb des ersten halben Jahres möglich.

Bei kortikalen Lähmungen, die auf Läsionen des Gyrus praecentralis beruhen, also der „motorischen" Region, hat man eine weitgehende Rückbildungsfähigkeit beobachtet.

Früher zweifelte man daran, ob die „motorische" Zone ausschließlich mit den elektrisch erregbaren Foci zusammenhänge, da auch Erkrankungen des Gyrus postcentralis, die nicht auf die vordere Zentralwindung übergreifen, motorische Lähmungen hervorrufen können.

Heute gilt als gesichert, daß die Zone der erregbaren Areale praktisch mit der vorderen Zentralwindung zusammenfällt, und mit der Area 4 nach BRODMANN identisch ist, welche die BETZschen Riesenpyramidenzellen enthält. Motorische Ausfallserscheinungen bei Prozessen abliegend vom

Gyrus centralis anterior, beruhen meist auf Nachbarschaftswirkungen durch Druck oder Zirkulationsstörungen.

Ebenso ist seit den Untersuchungen H. MUNKs an Affen erwiesen, daß die „Körperfühlsphäre" wesentlich ausgedehnter ist, als die „motorische Region".

Die Erfahrung zeigt, daß sogar nach völliger Zerstörung der motorischen Bahnen aus der Zentralwindung (Läsionen im Bereich der inneren Kapsel) sich eine schwere Hemiplegie wieder teilweise rückbilden kann.

Es erscheint wichtig hervorzuheben, daß reine Monoplegien des kontralateralen Armes oder Beines für umschriebene Rindenherde charakteristisch sind.

So kann ein zirkumskripter Herd des Lobulus paracentralis z. B. das Bild einer peripähren Peronaeuslähmung vortäuschen. Auch in der dem Kopf zugehörigen Region des Gyrus praecentralis werden umschriebene Rindenherde beobachtet, die zu Monoplegien der Gesichts-, Zungen-, Kehlkopf- und Kaumuskulatur führen können.

Wenn es sich andererseits um subkortikale Herde handelt, kann schon ein kleiner Herd, der den hinteren Schenkel der inneren Kapsel lädiert hat, zu einer kompletten Lähmung des Armes, Beines, der unteren Gesichtshälfte und der Zungenmuskulatur führen.

Es ist eine bemerkenswerte Tatsache, daß diejenigen Muskeln, deren Tätigkeit für gewöhnlich auf beiden Seiten gleichzeitig erfolgt, bei der zerebralen Hemiplegie nie vollständig gelähmt werden (z. B. Augenmuskeln, Kaumuskulatur, Atemhilfsmuskeln usw.).

In Korrelation mit der relativ kleinen Zone, die dem Rumpf innerhalb der motorischen Reizareale zusteht, sieht man nur, daß die Schulter weniger hoch gehoben werden kann und zuweilen ein geringes Nachschleppen der kranken Seite bei der Atmung.

Die Sensibilität ist bei zerebralen Hemiplegien meist nur in geringem Grade gestört. Eine stärkere Sensibilitätsstörung weist auf eine Beteiligung des hinteren Abschnittes der Capsula interna an der Erkrankung hin.

Differentialdiagnostisch sind für die Schädelakupunktur wohl nur Geschwülste von Bedeutung, da Abszesse usw. in unseren Breiten kaum dieser Behandlung zugeführt werden dürften.

In den gelähmt bleibenden Teilen bilden sich nach und nach Kontrakturen aus, die sich entsprechend dem höheren Grad der Lähmung in den Armen stärker manifestieren als in den Beinen. Die Finger zeigen dabei fast immer eine Beugekontraktur, der Vorderarm eine Pronationskontraktur und der Oberarm eine Adduktionskontraktur.

Diese Kontrakturstellungen entsprechen jenen Stellungen, die der gelähmte Arm einnimmt, wenn er sich selbst überlassen ist. Es handelt sich dabei immer um passive Kontrakturen.

Nicht ganz ohne Einfluß auf die Kontrakturen scheint zu sein, daß der Muskeltonus analog zur Steigerung der Sehnenreflexe ebenfalls gesteigert ist.

So kann man häufig beobachten und die Angaben der Patienten bestätigen dies, daß manche Kontrakturen, wenn die Kranken nach dem Schlaf erwachen, geringer sind und erst nach den ersten Bewegungen stärker werden.

Zu den weiteren Erscheinungen zählen noch die „Mitbewegungen" die darauf beruhen, daß die Hemiplegiker nicht mehr in einfacher Weise die einzelnen paretischen Muskelgruppen innervieren können. Es bedarf hierzu einer forcierten Willensanstrengung, die sich nun auf andere Muskelgebiete überträgt, wobei auch Mitbewegungen der gesunden Seite und umgekehrt vorkommen können.

Besteht die Hemiplegie längere Zeit, so findet man die gelähmten Muskeln im Verhältnis zur gesunden Seite mehr oder weniger atrophisch.

Diese Atrophie ist jedoch stets eine einfache und nicht eine degenerative und demgemäß bleibt die faradische und galvanische Erregbarkeit vollkommen erhalten.

Nur in Einzelfällen tritt eine Atrophie gewisser Muskelgruppen, z. B. Mm. interossei, Daumenballen, M. deltoideus — ungewöhnlich frühzeitig und in starkem Grad auf, so daß man von „zerebraler" Muskelatrophie sprechen könnte.

Relativ häufig findet man namentlich am Handrücken eine mehr oder minder ödematöse Schwellung, die als vasomotorisches Symptom aufgefaßt werden kann, wobei man aber bedenken sollte, wie groß der Einfluß der Bewegung eines Körperteiles auf die Fortbewegung des Venen- und Lymphstromes ist. So sind bei länger bestehenden Hemiplegien die distalen Partien der Extremitäten auf der gelähmten Seite stets kühler und oft macht sich eine zyanotische Verfärbung bemerkbar. Die Haut erscheint manchmal verdickt, rissig, an den Innenflächen der kontrahierten Hände ist die Schweißabsonderung häufig verstärkt.

Die chinesischen Ärzte bezeichnen, wie in der Arbeit ersichtlich, diese Schwellungen als „kortikale Ödeme" und setzen zur Therapie die „Gefäßzone" ein, von der aus sowohl vasokonstriktorische als auch vasodilatorische Effekte zu erreichen sein sollen.

Zu: kortikale SENSIBILITÄTSSTÖRUNGEN.

Es zeigt sich immer wieder, daß bei Herden im Bereich des Gyrus praecentralis und den ihm benachbarten frontalen Gebieten, die sensiblen Störungen weitaus geringer sind, als die motorischen.

Der Gyrus postcentralis gilt als ein Projektionsgebiet für die sensiblen Endbahnen.

Bestehende Sensibilitätsstörungen haben die charakteristische Eigenschaft, sich bei der Restitution mehr und mehr auf die distalen Gebiete zurückzuziehen, am Kopf zur Gesichtsmitte hin.

Weiters ist kennzeichnend, daß eine mehr oder weniger schwere Störung der Lokalisation von Reizen und die Herabsetzung des Unterscheidungsvermögens für deren Intensität besteht.

Die Projektionslokalisation nach Körperabschnitten ist jener im Gyrus praecentralis ähnlich, d. h. auch im Gyrus centralis posterior ist die untere Extremität in den oberen, Rumpf und Arm im folgenden mittleren Abschnitt und Kopf und Hals im unteren Anteil repräsentiert.

Störungen des Muskel- und Gelenksinnes findet man bei Herden, die im vorderen Anteil der sensiblen Region lokalisiert sind, die Intensität der Oberflächensensibilität ist eher dann gestört, wenn Zerstörungen der hinteren und unteren Bezirke vorliegen.

Ich möchte nach den bisher gewonnenen Erfahrungen auf ein Erscheinungsbild hinweisen, welches in der Originalarbeit nicht erwähnt wird, nämlich auf die psychischen Begleitsymptome, die im Gefolge eines Insults auftreten oder sofern solche bereits vorher vorhanden waren, oft wesentlich verstärkt wieder erscheinen können.

Diese Begleiterscheinungen können eine allgemeine psychische Unruhe, Stimmungslabilität mit Neigung zum Weinen, so daß die Patienten beim geringsten Anlaß in Tränen ausbrechen, sein, oder sich in depressiven Zustandsbildern bis zur Suizidtendenz äußern, weiters in Wesensveränderungen mit Nachlassen des Gedächtnisses, Teilnahmslosigkeit, usw.

Besonders die depressiven Zustandsbilder erschweren manchmal die Therapie und können in Einzelfällen trotz neurologischer Behandlung zum Abbruch der Schädelakupunktur zwingen, worauf dann interessanterweise eine Besserung der depressiven Phase eintritt.

Ich habe diese Beobachtung auch dann machen können, wenn durch die Schädelakupunktur nach einer Anzahl von Sitzungen bereits eine Besserung der motorischen Ausfallserscheinungen nachweisbar war und daher für den Patienten eher Grund zu einer optimistischen Einstellung gegeben war.

Es bedarf keiner besonderen Erwähnung, daß vor Abbruch der Behandlung zusätzlich alles im Rahmen der Akupunktur mögliche unternommen wurde, um eine Aufhellung der depressiven Stimmungslage zu erreichen.

Um derartige, wenn auch sehr seltene Enttäuschungen zu vermeiden, würde ich raten, die Behandlung nicht während einer „negativen Phase", die zumeist aufgrund der Exploration diagnostiziert werden kann, wobei den Angaben der Angehörigen großer Wert beizumessen ist, zu beginnen.

Es wurde deswegen auf diese gesamte Problematik so langatmig eingegangen, weil wir glauben, mit unseren Fällen, die sämtliche 1—6 Jahre nach dem Insult zur Behandlung kamen, den Vorhaltungen, es handle sich um Spontanbesserungen, wirksam entgegentreten zu können.

Auch die von Kritikern geäußerte Meinung, daß der schon pessimistisch in punkto Heilung eingestellte Patient auf die neuerliche Befassung und Zuwendung, die ihm mit unserer Therapie zu Teil wird, mit einer Besserung reagiert, können wir durch unsere Erfolge bei jahrelang bestehenden Paresen entkräften, denn diese Patienten haben vorher alle möglichen medizinischen und paramedizinischen Behandlungen immer mit der Hoffnung auf Besserung über sich ergehen lassen, ohne daß irgend eine Änderung ihres Zustandes vor Beginn unserer Behandlung eingetreten wäre.

Im Gefolge von zerebralen Insulten treten relativ häufig Aphasien auf, nicht nur die in der Originalarbeit angeführten amnestischen oder die Aphasia WERNICKE, die gut auf die Schädelakupunktur ansprechen, so daß auf dieses Kapitel näher eingegangen werden muß. Zu ihrer Behandlung finden in erster Linie die Sprachzonen 1—3 Verwendung.

Die Sprache ist als verhältnismäßig junger Besitz der Menschheit anzusehen, der sich noch immer in Entwicklung befindet. Dies gilt besonders für die Schriftsprache, das Lesen und Schreiben, also von Funktionen, die von der Mitbeteiligung zusätzlicher kortikaler Sinneszentren abhängig sind.

Die kortikale „Sprachregion" gehört nach MONAKOW zum Versorgungsgebiet der A. cerebri media bzw. A. fossae Sylvii.

Die gesamte Sprachregion umfaßt bei Rechtshändern einen großen Teil der um die linke Fossa Sylvii gelagerten Windungen also das Operculum der 3. Stirnwindung samt der BROCAschen Windung, das Operculum Rolandicum mit den Reizarealen für die Sprechmuskulatur, die Inselregion mit dem benachbarten tiefen Mark der Capsula interna, den mittleren und hinteren Anteil der Rinde der Schläfenwindung und die untersten Anteile des Gyrus supramarginalis.

a) Reine motorische Aphasie: Therapiemöglichkeit über Sprachzonen 1—3

Dabei ist das spontane Sprechen und Nachsprechen aufgehoben oder beträchtlich geschädigt, dagegen kann der Patient schreiben und lesen, das Wortverständnis ist erhalten geblieben. Der Kranke kann durch Zeichen, z. B. Zahlen, Worte ausdrücken, die er nicht aussprechen kann.

Seine Erinnerungsbilder sind ungestört, nur die Übertragung auf für die Sprechmuskulatur verantwortliche Zentren ist gestört.

b) BROCAsche Aphasie: (totale motorische Aphasie) Therapie über Sprachzonen 1—3

Sie ist häufiger als die reine motorische Aphasie, wobei in schweren Fällen nicht nur die Sprache, sondern auch das Schreiben, auch nach Diktat, aufgehoben und das Lesen zumeist nur erschwert möglich ist.

Das Wortverständnis ist aber erhalten, ebenso ist die Intelligenz ungestört.

Es handelt sich um die Unfähigkeit Wortlaute in Sprechbewegungen umzusetzen, wobei manchmal noch eine amnestische Komponente hinzukommen kann.

Doch stehen dem Kranken zumeist einige Wortreste zur Verfügung, oder werden bei Emotionen auch ganze Sätze gesprochen. Bekannt ist, daß das Reihensprechen (Gebete, bekannte Lieder, zählen usw.) als erstes wiederkehrt. Da zumeist eine Parese des rechten Armes zugleich besteht, ist naturgemäß das Schreiben stark erschwert, wenn nicht überhaupt mit der Aphasie eine Agraphie vorhanden ist.

Einer meiner Patienten, mit gleichzeitiger Hemiparese rechts nach Hirn-
embolie hatte als Wortrest einen Ausdruck der wie „Stukatura dichido"
klang, den er immer wieder in verschiedener Betonung verwendete, ein
Zeichen, daß in den 2 Jahren seit dem Ereignis die rechte Hemisphäre nicht
imstande war, die Sprachfunktion zu übernehmen.

Für den Therapeuten erfreulich ist die Restitution der Sprachfunktion,
wobei immer mehr bekannte Worte auftauchen, wenngleich nicht immer die
richtigen Worte im Moment gefunden werden. Das Wortverständnis ist ja
zumeist unversehrt geblieben.

Anatomisch liegt das Zentrum des Herdes in der dritten Stirnwindung mit
Beteiligung des Pars triangularis und der BROCAschen Windungen der Pars
opercularis, kann aber auch deutlich über diese Gebiete hinaus übergreifen,
wobei das tiefe Mark und die vorderen Abschnitte des Linsenkerns betroffen
sein können.

c) *LICHTHEIMsche motorische Aphasie: Therapie über Sprachzonen 1—3*

Sie kann sowohl durch diffuse Rindenprozesse, was meist der Fall ist,
zustande kommen, oder durch einen Herd im Marklager des Fußes der
3. Stirnwindung.

Die amnestische Aphasie stellt leichte Grade dieser Aphasieform dar.
Dabei können einzelne Worte nicht spontan gefunden, wohl aber ohne
Schwierigkeit nachgesprochen werden. Diese Form wird häufig bei der Rück-
bildung von Totalaphasien gefunden, wenn sie nicht eine Folge diffuser,
sensibler Rindenveränderungen ist.

d) *Reine SENSORISCHE APHASIE: Therapiemöglichkeit über Hörzo-*
ne-Sprachzone 3

Hierbei kann es bei einem Rechtshänder mit einen Herd im linken Schlä-
fenlappen, sofern die Wortklangengramme erhalten bleiben, zu dem Syn-
drom der reinen Worttaubheit kommen. Der Patient nimmt zwar alle Ge-
räusche und Klänge wahr, aber sein Verständnis für Wortlaute ist aufge-
hoben. Er kann also vollkommen richtig spontan sprechen, aber nicht nach-
sprechen oder nach Diktat schreiben. Die Restitutionsfähigkeit der reinen
Hörstummheit ist zumeist gut.

e) *WERNICKEsche Aphasie: (totale sensorische Aphasie) Therapiemög-*
lichkeit hauptsächlich über Sprachzone 3

Wenn das ganze hintere Gebiet der ersten Temporalwindung mit der an-
grenzenden Partie des Gyrus supramarginalis zerstört ist, kann wegen des
Ausfalles der Wortklangengramme das Gehörte nicht mehr in die Sprach-
motorik umgesetzt werden.

Es fehlt die Kontrolle der Sprache durch die Wortklangerinnerungen, da-
durch werden Wörter und Silben verwechselt und gemischt, sog. verbale
und literale Paraphasie.

Dabei kann die ganze Sprache unverständlich werden, der oft vorhandene Rededrang führt zu einem Kauderwelsch, das für den Laien den Verdacht auf eine Geistesstörung aufkommen lassen kann.

Außerdem ist auch das Nachsprechen häufig unmöglich oder insofern gestört, daß nicht korrekt nachgesprochen werden kann. Kopieren ist möglich, das Leseverständnis zumeist schwer gestört oder aufgehoben, bei Musikern das Notenverständnis.

Man kann weiters eine Störung des Wortlautverständnisses, Wortsinnverständnisses und eine Störung des Satzverständnisses unterscheiden.

f) LICHTHEIMsche sensorische APHASIE: Therapiemöglichkeit hauptsächlich über Sprachzone 2

Bei dieser Form sind die assoziativen Verbindungen des sensorischen Sprachgebietes mit der „Begriffssphäre" unterbrochen, es funktioniert aber noch der primitive Automatismus der Sprache. Dabei ist die spontane Sprache erschwert und paraphasisch, die nachgesprochenen Wörter können nicht in das begriffliche Denken eindringen, ebenso wird spontan ein Silben- oder Wortsalat, nach Diktat aber, ohne Verständnis, richtig geschrieben.

Die Herde liegen bei dieser Form im linken Temporallappen, beidseitige Herde führen zur Tontaubheit. Man nimmt an, daß das Musikverständnis mit den vorderen Abschnitten der ersten Temporalwindung in Beziehung steht.

g) TOTALAPHASIE: Therapiemöglichkeit über Sprachzone 2 und 3

Diffuse Gefäßprozesse, in deren Gefolge Blutungen oder Erweichungen mit unregelmäßigen Herden auftreten, machen es verständlich, daß zumeist die einzelnen Aphasieformen nicht rein beobachtet werden können, sondern die motorische und sensorische Sprachkomponente zugleich geschädigt werden.

Bei schweren Fällen können daher das Sprachverständnis und das Sprachvermögen völlig aufgehoben sein, ebenso das Lesen und das Schreiben, wobei auch die Intelligenz solcher Patienten meist stark gelitten hat.

Zu bemerken wäre dazu noch, daß die totale sensorische Aphasie nicht annähernd so stabil ist wie die totale motorische Aphasie. Die sensorische Form kann sich selbst in schwersten Fällen nach Ablauf des akuten Krankheitsprozesses weitgehend zurückbilden. Dies dürfte darauf beruhen, daß die sensorische Sprachkomponente der rechten Hemisphäre leichter und schneller für die linke eintreten kann, als dies für die motorische der Fall ist.

Beim Linkshänder liegen die Verhältnisse natürlich umgekehrt.

Für die Schädelakupunktur bedeutet dies den Einsatz der sog. Sprachzonen 1, 2 oder 3, je nach Fall einzeln oder in Kombination.

Ihre Lokalisation gibt den Hinweis auf die bei den oben beschriebenen Aphasien am häufigsten betroffenen Hirnareale.

Weitere Sonderformen der Aphasien, wie die Leitungs- oder Inselapha-
sien, die Alexie und die Agraphie, kommen relativ häufig vor, ohne daß
auf sie näher eingegangen werden soll.

Der Leser, dem inzwischen die Grundgedanken und Zusammenhänge der
Schädelakupunktur bereits klar geworden sind, muß daher gebeten werden,
sich bei derartigen speziellen Fragen, der einschlägigen neurologischen
Literatur zu bedienen.

Kommentar zu: 4. Intrakranielle Entzündungen [Enzephalitis, Meningitis]
(Seite 52)

Die zur Therapie der leider schwer zu beeinflussenden Folgen nach
Enzephalitis zu empfehlenden Zonen, richten sich nach den verbliebenen
Restzuständen.

Auch hier scheint nach unseren, allerdings geringen, Erfahrungen eine
Abhängigkeit von dem Zeitraum, der zwischen abgelaufener Erkrankung
und dem Beginn der Behandlung liegt, zu bestehen.

In einem Fall einer spastischen Restparese beider unteren Extremitäten,
die nach einer Pockenimpfung im 2. Lebensjahr auftrat, konnte bei dem
nunmehr 12jährigen Knaben kein objektiver Erfolg erzielt werden.

Ein 2. Fall mit kortikaler Polydipsie nach durch Zeckenbiß hervorgerufe-
ner Meningo-Enzephalitis vor einem Jahr konnte praktisch geheilt werden.

Fälle, die, wie sie in der Kasuistik der Originalarbeit beschrieben werden,
sofort nach Abklingen der akuten Erscheinungen behandelt wurden, dürf-
ten im Westen auch in Zukunft zu den Ausnahmen zählen.

Kommentar zu: 5. Chorea minor und posthemiplegica
(Seite 52)

Wie aus dem Erfahrungsbericht der Originalarbeit hervorgeht, sind die
Therapieerfolge sehr unterschiedlich. Dies dürfte darauf zurückzuführen
sein, daß bei jenen Fällen von Chorea minor rasche und anhaltende Erfolge
zu erwarten sind, für deren Heilung bei uns in den früheren Jahrhunderten
eine Wallfahrt nach den, dem heiligen Veit geweihten Orten, als besonders
wirksam galt.

Dies betrifft jene an sich gesunden Kinder, deren Nachahmungstrieb,
wenn sie mit Chorea-Kranken verkehren, zu einer imitatorischen Chorea
führt, die nicht als echte Chorea aufgefaßt werden kann, wobei Mädchen
entschieden häufiger befallen werden als Knaben.

Da die eigentümlichen motorischen Störungen, die sich in kombinierten
Bewegungseffekten besonders der Arm- und Gesichtsmuskulatur meist we-
niger der Beine, ausdrücken, sich bis zu einem gewissen Grad durch den
Willen beeinflussen lassen und durch psychische Erregung deutlich gesteigert
werden, würden wir die Nadelung der Anti-Parkinsonzonen in Verbindung
mit folgenden Punkten empfehlen.

G 20, Tae Yang = P.a.M. 9 = G 4 -04, P.d.M. = Yin Tang = P.a.M. 3
= LG 24 -1.

H 7, KS 6, M 36, MP 6, wie sie auch in der modernen chinesischen Literatur gegen Psychomotorische Anfälle usw. angegeben werden.

Hier käme auch die Applikation von z. B. 0,2 ml Valium an den Neupunkt 28 = An Mian 2 = G 20 -02 als Aku-Injektion in Frage.

Die postenzephalitischen und posthemiplegischen Choreasyndrome, die häufiger eine einseitige Symptomatik zeigen, sind natürlich kontralateral zu nadeln, wobei wir zusätzlich die Nadelung von G 20, B 10, P.d.M. = Yin Tang = P.a.M. 3 = LG 24 -1, H 7, KS 6, Di 4, Le 3 und MP 6 vorschlagen würden.

Da gerade die Chorea minor häufig Rezidivneigung zeigt, plädieren auch wir für insgesamt ca. 15—20 Behandlungen in 2 Zyklen, im ersten 2—3 Sitzungen in der Woche, im zweiten mit Behandlungsabständen zwischen 5 und 7 Tagen.

Kommentar zu: 6. Morbus Parkinson und Parkinson-Syndrom (Seite 52)

Die hierfür zuständige Zone wurde von ROUSTAN in seiner Übersetzung als „Zone de la maitrise des tremblements et de la chorée" bezeichnet, womit ihr Indikationsbereich präziser umschrieben wird, als es der Ausdruck Anti-Parkinsonzone besagt.

In der Originalarbeit wird unter deren Indikationen auch die Chorea minor der Kinder vor dem Parkinson-Syndrom genannt.

Nach unseren Erfahrungen kann beim echten M. Parkinson kein die Krankheit als solche beeinflussender Erfolg erwartet werden. Als Beweis hierfür mag eine Patientin dienen, bei der der Tremor im rechten Arm durch eine stereotaktische Operation mit Erfolg beseitigt werden konnte, während links keine Änderung erzielt wurde.

Bei diesem Fall scheiterten die intensiven Bemühungen, auch die elektrische Reizung der kontralateralen Zone, kombiniert mit Körperakupunktur, Aku-Injektionen usw.

Alles was erreicht werden konnte, war ein subjektiv besseres Allgemeinbefinden in physischer und psychischer Hinsicht.

Fälle von „Parkinsonismus" hingegen sprechen wesentlich besser an, oft bereits nach der ersten oder nach einigen Behandlungen und reagieren mit einer weitgehenden Besserung ihres Tremors, wenn auch dazu gesagt werden muß, daß der Erfolg leider nicht stabil bleibt und daher 1—2 Behandlungszyklen innerhalb eines Jahres empfehlenswert sind.

Kommentar zu: 5. INNENOHRSCHWINDEL- und HÖRZONE (Seite 34)

Die zentralen Bahnstörungen der Akustikusfunktionen zeigen, daß die zentrale Hörbahn im Hirnstamm doppelseitig vertreten ist. Läsionen der sekundären und tertiären Hörbahnen im Bereiche des Stammhirns verraten sich durch Zeichen der Erschwerung der feineren Lautdifferenzierung, durch subjektive Veränderungen der Klangfarben bei Prüfung mit obertonfreien

Stimmgabeln, durch verschiedene Perzeption der Töne, durch Nachklingen und andere Dysakusien.

Voraussetzung der Verwertbarkeit dieser Befunde ist natürlich die Feststellung der Intaktheit des peripheren Gehörorganes. O. PÖTZL konnte nachweisen, daß die Erregungen des kortischen Organes auf die Hörrinde in einen Mittelbereich und in einen Anteil für hohe und tiefe Töne eingeteilt werden können.

Ob es sich nun um eine kortikale oder subkortikale Hörstörung handelt, kann z. B. an anderen Anhaltspunkten, die für eine Großhirnläsion sprechen, diagnostiziert werden.

Totale Rindentaubheit findet man bei Schädigung beider HESCHLschen Windungen und der benachbarten Abschnitte beider Schläfenlappen.

So muß angenommen werden, daß sich die therapeutische Wirkung der Schwindel- und Hörzone weniger gegen kortikale Hör- und Vestibularisstörungen richtet, sondern gegen periphere Läsionen, die das Hör- und Gleichgewichtsorgan betreffen.

Die Indikationsangaben für die Schwindel- und Hörzone: Tinnitus, Hypakusis, Innenohrschwindel, bestätigen die obige Ansicht.

Kommentar zu: 9. SENSO-MOTORISCHE ZONE des BEINES (Zone der Koordination des Gehens) (Seite 36)

Die Projektion dieser beiderseits in einer Entfernung von 1 cm parallel zum Tou Mo verlaufenden Zone, die in ihrer Lokalisation an die Punktekombination „Vier kluge Götter" erinnert, auf die entsprechenden Rindenareale, zeigt, daß sie einen Teil der Gyri post- und praecentrales beiderseits der Kommissur entspricht, wobei der überwiegende Anteil die oberen Rindenareale der sensorischen Zone umfaßt.

Unsere Überlegungen und praktischen Ergebnisse führten dazu, daß wir diese mit 3 cm Länge angegebene Zone um mindestens 2 cm nach frontal verlängern, weil vom Sulcus centralis aus in dieser Richtung die Reizareale für die Zehen, das Sprung-, Knie- und Hüftgelenk in der angeführten Reihenfolge gelegen sind.

Die besten Erfolge sahen wir bei Gehstörungen, die, egal ob zentral oder peripher bedingt, zu Unsicherheit beim Gehen geführt haben und bei Sensibilitätsstörungen, die allein oder in Kombination mit motorischen Ausfallserscheinungen, in den unteren Extremitäten auftreten.

Die Indikation „akute Lendenwirbelsäulenverrenkung" kann nur zum Teil bestätigt werden, weil wir diese Zone nie allein, sondern in Kombination mit klassischen Punkten und Neupunkten bzw. nach vorausgegangener Aurikulotherapie verwendet haben.

Sehr gut hingegen sprachen einige Fälle von Polydipsie an, wenngleich wir dieselben Erfolge bei dieser Erkrankung mit der oben erwähnten Punktekombination „Vier kluge Götter" = Extraordinary point 1 = LG 20 -1, -01 erzielen konnten.

Die von ROUSTAN geprägte Bezeichnung „Zone der Koordination des Gehens" besagt hier mehr, als die vielleicht korrektere des Autors der Originalarbeit.

Bei der Indikation Enuresis nocturna kann man sich vorstellen, daß eine Einwirkung auf den Sphinkterbereich und die Beckenbodenmuskulatur möglich ist, wofür ja auch die ebenfalls angeführten und in der Tradition für LG 20 erwähnten Indikationen — Descensus und Prolapsus uteri — sprechen, die wir zwar anführen, aber nicht bestätigen können.

Die Nadelung erfolgt am besten mittels ca. 5 Nadeln für eine Seite, die im Verlauf der Zone jeweils in Abständen von 1 cm plaziert werden, wobei sich mit Ausnahme streng einseitig an den unteren Extremitäten lokalisierter Störungen, die bilaterale Nadelung empfiehlt.

Die zusätzliche Nadelung von LG 20 kann nur Nutzen bringen!

Kommentar zu: 10. SEHZONE (Seite 37)

Die Lokalisation dieser Zone weist darauf hin, daß durch sie eine Behandlung der Seelenblindheit und Rindenblindheit versucht werden soll, die durch doppelseitige Herde in beiden Hinterhauptslappen, welche nicht nur die Assoziationsbahnen zwischen den beiden Sehsphären, sondern auch jene zu den übrigen Hirnanteilen weitgehend zerstören und unterbrechen, hervorgerufen wird.

Der Versuch, im Gebiet des Hinterhauptlappen zwei Zentren, ein visuosensorisches und ein visuopsychisches zu unterscheiden, verdient Erwähnung, wenngleich sich dies aufgrund der Obduktionsbefunde als unmöglich erwies, so daß man annehmen muß, daß eine assoziative Störung höherer Ordnung vorliegt.

Diese kommt dadurch zustande, daß die Verbindungen der beiden Sehzentren mit den übrigen Sinnessphären geschädigt sind. Dadurch sind trotz intakt gebliebener Sehbahnen vom Gesichtssinn aus die optischen Engramme nicht mehr auslösbar.

Die optischen Engrammkomplexe sind aber Gemeinbesitz der Hirnrinde und mit Erregungsbahnen mit den anderen Engrammkomplexen der übrigen Sinnessphären verknüpft.

Nicht selten sind diffuse kortikale Krankheitsprozesse, durch die die Okzipitalrinde besonders betroffen ist, die Ursache einer klinisch typischen Seelenblindheit, wie auch Erweichungsherde, bedingt durch Zirkulationsstörungen im Bereich der Art. occipitalis mit Läsionen der Area striata, die zu einer Rindenhemianopsie führen können.

Daher ist eine Untersuchung mit genauer Prüfung des Gesichtsfeldes zur Feststellung einer zerebral bedingten Sehstörung sehr wichtig, ebenso auch beim Auftreten von visuellen Halluzinationen im Sinne von Licht- und Farberscheinungen, die als Folge irritativer Läsionen der Sehrinde auftreten können.

Kommentar zu: 11. ZEREBELLARE GLEICHGEWICHTSZONE
(Seite 37)

Ihre Indikation — hauptsächlich für die Therapie von zerebellaren Gleichgewichtsstörungen — ist sehr allgemein gehalten.

Es kann darunter die zerebellare Ataxie, der sog. „zerebellare Gang" verstanden werden, der dem Gang eines Betrunkenen gleicht. Dabei gehen die Patienten mit verbreiteter Standfläche (wie Matrosen auf einem schlingernden Schiff) jedoch im Zick-Zack torkelnd, weil die Gemeinschaftsbewegungen, die das Zusammenarbeiten von Muskelgruppen erfordern, gestört sind.

Die Auswirkungen zerebellarer Gleichgewichtsstörungen auf die oberen Extremitäten sind hingegen meist gering.

Der zerebellare Nystagmus ist ein Einstellnystagmus und pflegt im Gegensatz zum Labyrinthnystagmus nicht nach und nach an Intensität abzunehmen, ebenso üben Änderungen der Kopfhaltung keinen Einfluß auf ihn aus.

Beim zerebellaren Schwindel wieder handelt es sich um einen ménièreformen Drehschwindel, der jedoch nicht durch Labyrintherkrankungen, sondern durch Störungen der vestibulo-zerebellaren Bahnen zustande kommt.

Nebensymptome wie Hypakusis, Tinnitus usw. lassen eher an labyrinthären Schwindel denken, Hirnnervenparesen, Dysmetrie, Adiadochokinese, an intrakranielle auf das Zerebellum wirkende oder in diesem selbst lokalisierte Prozesse.

Kommentar zu: 8. APRAXIEZONE (Seite 36)

KUSSMAUL hat schon 1877 den Terminus APRAXIE geprägt, der dann von LIEPMANN als „Unfähigkeit, bei erhaltener Bewegungsfähigkeit zu handeln, bzw. bewegliche Glieder zweckmäßig zu gebrauchen" definiert wurde.

Das Einzugsgebiet der Art. fossae Sylvii, mit Zerstörungen großer Teile dieses Gebietes, das sich von der vorderen Zentralwindung bis zur mittleren Okzipitalregion erstreckt, ist für die Lokalisation und den Umfang der Erkrankung zumeist verantwortlich, obwohl es eigentlich kein Gebiet des Großhirns gibt, von dem aus nicht temporär eine Apraxie ausgelöst werden könnte!

Die in der Originalarbeit beschriebene Zone entspricht intrakraniell der Lokalisation von Herden, die gewöhnlich zu einer halbseitigen motorischen Apraxie führen und die in der linken Praezentral-, Zentral- und Zentroparietal-Region gelegen sind, und noch mehr den hinteren Abschnitten der Apraxieregion entsprechen, also dem Bereich des Parieto-Okzipitallappens, sowohl des rechten als auch des linken, woraus sich das Krankheitsbild der ideatorischen Apraxie ergibt.

Uns erscheinen die Dyspraxien der oberen Extremitäten, die Apraxie des Rumpfes und besonders die fazio-linguale Apraxie von der angegebenen

Apraxiezone aus nicht beeinflußbar, obwohl die chinesischen Ärzte durch die fächerförmige Anordnung der Zone, bei der 3 Nadeln von einem zentralen Punkt am Tuber parietale aus in je 3 cm Länge tangential subkutan geführt werden sollen, ein möglichst großes Areal mit Stimulationsreizen überdecken wollten.

Wir setzen eine zentrale Nadel am obersten Punkt und je 2—3 weitere auf jeden „Ast" der Zone, wobei wir fast immer bilateral nadeln.

BEHANDLUNGSMODELLE

zu: 7. MENIÉRE-SYNDROM (Seite 53)

Außer der bilateralen Nadelung der Innenohrschwindel- und Hörzonen haben wir bei diesen Fällen immer die Punktekombination „Vier kluge Götter" = Extraordinary point 6 = LG 20 -1, -01 mitverwendet und dazu G 20, G 38, Le 3 und KS 6 oder KS 7 genadelt. Als 2. Variation die Punkte KG 6, Dü 5, G 3, B 2/10.

Wenn Übelkeit und Erbrechen im Vordergrund stehen, können zusätzlich KG 12, M 36, und MP 4 empfohlen werden.

Wir würden, was die Erfolge betrifft, dieses Krankheitsbild unter II—III nach der instruktiven Bewertung, die BISCHKO in seiner „Einführung in die Akupunktur" für die zu erwartenden Behandlungsergebnisse angibt, einreihen.

zu: 8. SCHWINDEL und TINNITUS (Seite 53)

Auch bei diesem Krankheitsbild empfehlen wir außer der Nadelung beider Innenohrschwindel- und Hörzonen die bei 7. genannte Punktekombination „Vier kluge Götter" und zusätzlich die Punkte Dü 19, 3 E 17, 3 E 21 (23), 3 E 3, G 2, G 43 oder 3 E 21 (23), Di 18, G 3/17/20, KS 6 oder KS 7, G 43.

Bei Hypertonikern kommen noch KS 7, Le 3 in Frage. Gegen die zumeist bestehenden nervösen Begleiterscheinungen H 5, H 7 und eventuell B 13, B 14 und B 15.

Bewertung Schwindel II, Tinnitus III—IV.

zu: 9. KORTIKALE POLYURIE (Seite 53)

Bilateral die Bein-, Motorik- und Sensibilitätszone = Zone der Koordination des Gehens, oder statt dieser die Punktekombination „Vier kluge Götter" in die wir fast routinemäßig LG 20 einfügen.

Dazu empfehlen wir die Punkte: KG 3, MP 6, eventuell auch MP 9, N 3, N 7, B 23, B 31, G 20 und Lu 5 oder KG 3/6, Le 3, MP 6, M 30/36, LG 19, B 10 und G 20.

Bewertung: I—II.

73

zu: 10. ENURESIS NOCTURNA der KINDER (Seite 53)

Siehe Basistherapie von 9., dazu:
KG 3, Le 3, MP 6, N 3, B 23, G 20, Lu 5
oder: G 3, KG 3, M 36, Le 3, MP 6, MP 9, N 2.
Bewertung: I—II, besonders wenn nach Rücksprache mit den Eltern oder
Erziehungspersonen die psychische Situation der Kinder weitgehend ihren
Wunschvorstellungen angeglichen werden kann. Die in letzter Zeit beschrie-
bene gute Wirkung einzelner ANTIDEPRESSIVA, die zu einer Stimmungs-
aufhellung und Eutonisierung beitragen, dürfte ähnliche Voraussetzungen
schaffen, indem sie das dem Kind berechtigt erscheinende Verlangen nach
mehr Beachtung und Zuwendung mildert.

zu: 11. NEUROGENE KOPFSCHMERZEN (Seite 53)

a) Stirnkopfschmerzen und Hemikranie:

Bei diesem Krankheitsbild verwenden wir die unteren 2/5 der Sensibili-
tätszone kontralateral oder bilateral zusätzlich nur dann, wenn die übliche
klassische Form der Akupunktur nicht den gewünschten Erfolg bringt.
Ansonsten würden wir folgende Punkteauswahl empfehlen:
P.d.M. = P.a.M. 3 = LG 24 — 2, B 2, 3 E 23 (21), P.a.M. 9 = G 1 -04
= Tai Yang, G 14, G 20, Di 4, Lu 7 bei streng einseitiger Symptomatik
contralateral, G 38, Le 2, M 44.
oder: Dü 4, M 36/41/44, P.d.M. B 2, G 3/14, B 10, G 20, LG 23, B 60.

b) Schädeldachschmerzen — Hinterhauptschmerzen:

Auch hier kommt das oberste 1. Fünftel der Sensibilitätszone nur aus-
nahmsweise in Betracht, ansonsten die Punkte:
LG 20, G 20, B 10, B 60, B 65, B 67, Le 3, Lu 7, Dü 3 eventuell noch
LG 14 (13), 3 E 15, B 11, N 3.
oder: B 2/4/10, G 20, LG 14 (13), 19, Di 4, Dü 3, 3 E 15, B 60.
Bewertung: I—II.
V o r a u s s e t z u n g : Eingehende Voruntersuchungen durch zuständige
Fachärzte, einschließlich Rö., EEG, Störfeldsanierungen usw.
Bei b) in Verbindung mit manueller Therapie oft bessere Erfolge.
Bei Kopfschmerz bedingt durch Neuralgien kommen Aku-Injektionen z. B.
1000 Gamma Vitamin B 12 an G 20 zusätzlich in Frage.

zu: 12. TRIGEMINUSNEURALGIE (Seite 53)

Die angegebene kontralaterale Nadelung der unteren 2/5 der Sensibili-
tätszone reicht nach unseren Erfahrungen nicht aus, dieses obstinate Leiden
ausreichend zu beeinflussen.
Mit Tegretol vorbehandelte Patienten sprechen generell schlechter an, wäh-
rend Schlangengifte, Viperntoxin usw. keine Änderung der Reaktion auf die
Akupunktur herbeiführen.

Hier würden wir als Hauptpunkte für alle Formen empfehlen:
Di 4, 3 E 17, G 20 und Lu 7 kontralateral.
Dazu lokale Schmerzpunkte, möglichst in Übereinstimmung mit den entsprechenden Meridianpunkten des Gesichtes,
für den 1. Ast: P.a.M. 9 = Tae Yang = G 1 -04, G 14, B 2, M 8 (1). Dazu als Fernpunkte: 3 E 5, M 41, M 44, G 37, B 60, B 62.
für den 2. Ast: M 2 (5), M 7 (2), Dü 18, Di 20
mit den Fernpunkten: M 41, M 44, Dü 3, G 37,
ev. zusätzliche Aku-Injektionen von 1000 Gamma Vitamin B 12 in den kontralateralen Di 4 und den ipsilateralen Di 20.
für den 3. Ast: G 2, M 6 (3), M 7 (4), M 5 (8), KG 24.
Als Fernpunkte: M 41, M 44, G 39, MP 6.
Als Aku-Injektionen wieder je 1000 Gamma Vitamin B 12 an den kontralateralen Di 4 oder Di 11 sowie an den ipsilateralen M 3 (6).
Bewertung: II—III, häufige Rezidivneigung, der Patient soll angewiesen werden, bei einem Wiederauftreten sofort zu einer neuerlichen Behandlung zu erscheinen.

zu: 13. ISCHIALGIE (Seite 53)

Die angegebene Form der Schädelakupunktur, nämlich das oberste = 1. Fünftel der Sensibilitätszone und die Bein-, Motorik- und Sensibilitätszone kontralateral zu verwenden, bringt manchmal, zusätzlich angewendet, gute Resultate.
Wir beginnen die Behandlung dieses Leidens in der üblichen Manier, natürlich erst nach Vorliegen der entsprechenden Befunde (Gynäkologie bzw. Urologie sowie Stoffwechselbefunde nicht vergessen!) und empfehlen je nach Lokalisation und Schmerzausstrahlung folgende Punkteauswahl:
B 31, B 32, B 36 (50), B 40 (54), B 58, B 60, MP 6, bei streng dorsalen Schmerzen, G 30/32/34/39, eventuell G 26/27/28, MP 6 bei lateraler Ausstrahlung. Eventuell noch LG 2, LG 4 zusätzlich für beide Formen.
Auch hier kommen Aku-Injektionen von Vitamin-B-Gemischen unterstützend in Frage und zwar an die Punkte B 50 und B 58, eventuell an G 34. Galvanische Therapie ist vorteilhaft.
Bewertung: Bei unkomplizierten Formen I—II.

zu: 14. PERIARTHRITIS humero-scapularis (Seite 53)

Die geforderten mittleren Fünftel = das 2. und 3. Fünftel der Sensibilitätszone überdecken zwar über die Kortexareale den erforderlichen Bereich, doch ist das Krankheitsbild meist zu komplex, um mit der angeführten Punktur beherrscht werden zu können.
Wir empfehlen daher zusätzlich:
Di 4, Di 10, Di 14, Di 15, Dü 9 und dessen spiegelbildlichen Partner oberhalb der vorderen Achselfalte den Neupunkt 74 = H 1 -02 sowie 3 E 5 und 3 E 13 eventuell noch LG 14 (13).

Hier ist eine elektrische Stimulierung z. B. Dü 9 und H 1 -02 mit maximaler, vom Patienten gerade noch tolerierbarer Intensität oft erfolgreich zusammen mit extrakapsulären-periartikulären Aku-Injektionen mit Xyloneural usw.

Die häufig, bevor der Patient zur Akupunktur kommt, erfolgte Rö.-Therapie mit einer lokalen, entzündungswidrigen Dosis hat keinen wesentlichen Einfluß auf die meist guten erzielbaren Erfolge.

Bewertung: I—II.

zu: 15. KIEFERGELENKSENTZÜNDUNG (Seite 53)

Die Nadelung der kontralateralen unteren 2/5 der Sensibilitätszone erscheint uns ebenfalls nicht ausreichend.

Als Voraussetzung jeglicher Therapie muß eine exakte kieferorthopädische Begutachtung gefordert werden.

Sodann würden wir zusätzlich M 6 (3), M 7 (2), G 3, 3 E 17, Dü 3 und Di 4 empfehlen, dazu eventuell bei rheumatischer Genese 3 E 5.

Bewertung: II—III.

zu 16. ACHILLESSEHNENSCHEIDENENTZÜNDUNG (Seite 53)

Auch hier scheint uns die Nadelung des obersten = 1. Fünftels der Sensibilitätszone und der Bein-, Motorik- und Sensibilitätszone = Zone der Koordination des Gehens nicht ausreichend und wir würden wieder zusätzlich B 60, B 61 sowie P.a.M. 139 = Quan Sheng Zu = B 61 -01, der in der Mitte der Achillessehne am Oberrand des Fersenbeines gelegen ist sowie noch B 57 anraten.

Dazu natürlich Ruhigstellung, 50%ige Ichtholanpackungen, eventuell peritendinöse Xyloneuralumspritzung, aut simile.

Bewertung: I—II.

zu: 17. AKUTE VERRENKUNG IM LWS-BEREICH (Seite 53)

Bilateral das oberste Fünftel der Sensibilitätszone oder bilateral die Zone der Koordination des Gehens.

Wir würden hierzu zusätzlich vorschlagen: B 27, B 31/32/36 (50)/60, G 26/27/28/41, LG 2/4, 3 E 5 bzw. den Neupunkt 67 = „Verrenkungspunkt" = Di 9 -01, der auf einer Verbindungslinie von 3 E 4 zu Di 11, ein Viertel dieser Strecke distal von Di 11 gelegen ist und der bei 1 Cun tiefer Punktur und Stimulierung manchmal rasch den Schmerz beseitigt.

Hier käme auch die elektrische Stimulierung von je 2, der Höhe der Schmerzempfindung entsprechenden HUA TUO-Punkten in Frage, chin. Massage, manuelle Therapie, Aku-Injektionen in entsprechende Punkte des Blasenmeridians, Lichtkasten während der Punktur usw.

Bewertung: Falls keine Diskushernie vorliegt I.

zu: 18. URTIKARIA (Seite 53)

Auch hier wird man mit der Nadelung der oberen 3 Fünftel der Sensibilitätszone nicht auskommen, um so mehr als dadurch lediglich der Juckreiz beeinflußt werden kann.

Daher zusätzlich: Di 4/11, Le 3/8 (9), MP 6/10, B 40 (54), B 23/52 (47), N 7, Dü 3, eventuell LG 14 (13), LG 19.

Bewertung: Manchmal I, meist II.

zu: 19. OBERBAUCHSCHMERZEN (Seite 54)

Bei dieser allgemein gehaltenen Indikation wird geraten, bilateral die „Magenzone", die wie erinnerlich auf einer vertikalen Linie durch die Pupille 6 cm über der Mitte der Augenbrauen beginnt und parallel zur Medianlinie in 2 cm Länge nach oben gelegen ist, zu verwenden.

In weiterer Verlängerung wieder um 2 cm wird sie dann „Leber-Gallenzone" genannt und zur Behandlung von Schmerzen, die besonders im rechten Oberbauch lokalisiert sind sowie zur Therapie von chronischen Hepatopathien empfohlen.

Bei der Lokalisation dieser Zonen fällt auf, daß sie einem Teil des Gallenblasenmeridians, etwa zwischen G 14 und G 16 entspricht.

Wir verwenden bei der Indikation „Oberbauchschmerzen" vornehmlich: KG 12, KG 13, M 21, M 25, M 36, eventuell M 45, Le 3, Le 13 manchmal auch KG 12, M 25, M 36, Le 8 (9), B 19 oder/und B 21 sowie KS 6, MP 4.

Damit erzielt man im allgemeinen gute Resultate, die durch einen Lichtkasten, der während der Punktur über das Abdomen gegeben wird, noch verbessert werden können.

Generell halten wir jedoch jede Akupunktur, dies kann gar nicht oft genug wiederholt werden, ohne genaue diagnostische Abklärung mit den uns heute zur Verfügung stehenden Mitteln, für unzulässig und weisen in Wort und Schrift immer wieder auf die Gefahr hin die besteht, wenn Nichtärzte, wie das leider in manchen Ländern möglich ist, diese als Teil der Medizin zu betrachtende Methode ausüben dürfen.

zu: 20. ALLERGISCHES ASTHMA BRONCHIALE (Seite 54)

Zu dieser Therapie wird die Nadelung der Thoraxzone bilateral empfohlen.

Wenn wir diese Zone, die auf einer Parallellinie in der Mitte zwischen Magenzone und der Medianlinie liegt und von ihrem Schnittpunkt mit dem Haaransatz je 2 cm nach oben und unten reicht, näher betrachten, sehen wir, daß ihr oberer Teil durch die Punkte B 4 und B 5 geht. Also durch Punkte, die durchaus bei der allergischen Rhinitis, Sinusitis frontalis usw. ihre Berechtigung haben, wobei in weiterer Folge an den Dünndarmmeridian als Tai-Yang-Partner und an das Yin des B-Meridians, den Nierenmeridian (auch Nebennieren!) zu denken wäre.

Wir würden als Basisbehandlung dieses oft recht therapieresistenten Leidens folgende Punktekombinationen verwenden, wobei je nach den Modalitäten verschiedene Variationsmöglichkeiten ins Auge gefaßt werden müssen.

a) KS 6, Lu 1/2/5/7, eventuell 9, Neupunkt 45 = „Asthmapunkt" = LG 14 -01 = 5 Fen lateral von LG 14 (13) gelegen, B 13/17/23 KG 17/22, N 27.

oder

b) Di 4, Dü 3, Lu 1/2/7, P.a.M. 30 = B 10 -1 = Bai Lao = 3 Cun kranial von LG 14 (13) und 1 Cun lateral der Medianlinie gelegen, M 12, KG 17, B 13/17.

oder

c) KS 6, Lu 2/5/7, KG 15, LG 19, B 11/13, 3 E 5, M 36/40, Le 3/13.

Aku-Injektionen mit Paspat an KG 17 bzw. Lu 1 oder auch mit Histaglobin an B 13 oder B 17 können zusätzlich mit gutem Erfolg eingesetzt werden. Manche Patienten schwören auf den Aufenthalt in Räumen mit negativ ionisierter Luft, in aufgelassenen Silberbergwerken, andere wieder auf ihre Heißluftinhalationsgeräte usw.

Bei Blütenstauballergie scheint die rechtzeitige, vorbeugende Akupunktur wichtig zu sein.

Bewertung: II—III.

zu: 21. SUPRAVENTRIKULÄRE PAROXYSMALE TACHYKARDIE (Seite 54)

Dagegen wird ebenfalls bilateral die Nadelung der Thoraxzone angegeben.

Bei diesen Patienten findet man meiner Erfahrung nach im EKG fast immer, auch außerhalb eines Anfalles eine deutlich verkürzte P-Q-Zeit und überhöhte T-Zacken, vor allem in V2—V4, eine Erscheinung, die, wie ich glaube, als modernes „klinisches Zeichen" für das Bestehen einer vegetativen Übererregbarkeit aufgefaßt werden kann.

Wenn es sich um eine heterogene Reizbildungsstörung handelt, ist an fokaltoxische Ursachen zu denken.

Die Akupunktur bringt gute Ergebnisse, ja man kann oft den Anfall rasch unterbrechen.

Wir empfehlen: KS 6, H 3/7, KG 14/15, N 27, B 15/17, ev. 21

oder   KS 4/7, H 3/5/7, M 14, KG 14, B 14/15, LG 19,

wenngleich zugegeben werden muß, daß manche Patienten ihre eigene Therapie = Atemgymnastik, schluckweises Trinken kalten Wassers, Karotisdruck usw. aus ihrer Erfahrung mit Erfolg anwenden.

Bewertung: II.

zu: 22. FUNKTIONELLE UTERUSBLUTUNG (Seite 54)

Dagegen wird die bilaterale Nadelung der Genitalzone vorgeschlagen.

Die obige Diagnose erscheint zu wenig präzise. Es kann nur angenommen werden, daß eine Blutung bei einer „genitalgesunden" Frau gemeint ist, die vermutlich auf hormonellen Ursachen basiert.

Für die Therapie derartiger, natürlich vorher gynäkologisch abgeklärter Fälle würden wir vorschlagen:
KG 4/7, MP 6/9, Le 2, G 34, H 3/5, B 31 oder
G 3, MP 6/10, LG 4/16/19, Le 8 (9), H 3/5/7.
Bewertung: I—II.

Selbstverständlich kann die Aurikulotherapie, genauso wie die klassische Akupunktur bei vielen der angeführten Indikationen mit Vorteil in Kombination mit der Schädelakupunktur angewendet werden.

Persönlich bin ich der Auffassung, daß jegliche extreme Spezialisierung dem Geist der Lehre, die den Menschen als ein Ganzes betrachtet, widerspricht und daß es daher vor allem in der Therapie kein gegeneinander sondern nur ein miteinander geben sollte.

zu: 23. HYPERTONIE

Diese Indikation scheint erst in der 1976 veröffentlichten ORIGINAL-Arbeit auf.

Es soll dabei die obere Hälfte der Gefäßzone = Vasomotorikzone, die 3 cm frontal von der Motorikzone gelegen ist und zu dieser parallel verläuft, verwendet werden.

Zusätzlich würde ich je nach Lage des Falles empfehlen:
Bei unkompliziertem Krankheitsbild: N 2, H 7, KS 7, M 36, MP 6,
bei chronischen Fällen mit Neigung zu Stenokardien: KS 6, KS 7, H 7, KG 14, B 15, N 2, MP 4,
bei zerebralen Kongestionen, Reizbarkeit, Stimmungslabilität: KS 6, KS 7, B 10, G 20, M 36, N 2, Le 3,
bei Stauungszeichen: N 6, N 2, H 7, KS 6, Lu 5, KG 17, B 15, Lu 7,
bei beträchtlicher Gefäßsklerose: KS 6, Di 4, Di 11, KG 14, B 15, B 17, M 36, MP 6 Le 3,
bei labiler Hypertonie mit Neigung zu Schwindel: LG 20, G 3, G 20, B 10, KS 6, Dü 5, Di 4, MP 6, B 60, Le 3.

Natürlich ist eine fettarme Hypertoniediät, bei schweren Fällen auch intermittierende Obst-, Kartoffel- oder Reistage eine Grundvoraussetzung, genauso wie physische und psychische Schonung.

Genußgifte, mit Ausnahme kleiner Mengen eines leichten Weines, sind zu vermeiden.

Persönlich habe ich gute Erfolge mit der von TIRALA beschriebenen Atemgymnastik bei meinen an Hypertonie und deren Folgezuständen leidenden Patienten gesehen, falls sie sich der Mühe unterziehen, diese einfache Form einer Heilatmung zu erlernen und konsequent mehrmals täglich durchzuführen.

Die medikamentöse Behandlung sollte meiner Ansicht nach, im Gegensatz zur derzeit modernen Forderung, eher zurückhaltend sein und sich auf eine eventuell notwendige Herzstützung, durchblutungsfördernde Maßnahmen, leichte Sedierung usw. beschränken.

Massive Verwendung von Saliureticis halte ich nur in Ausnahmefällen, nach Ausschöpfung aller anderen therapeutischen Maßnahmen für berechtigt.

Erweiterte Indikationen

Diese ergaben sich vor allem aus den Angaben der Patienten, die wir mit der Schädelakupunktur mit oder ohne Aku-Injektionen behandelten.

So wie schon SOULIE DE MORANT vor Jahrzehnten über gute Ergebnisse mit einer Behandlungsart, die er „Sterntechnik" nannte, darunter versteht man die Kombination eines „psychischen" mit einem „viszeralen" Punkt, berichtete

z. B.:   *LG 20*
         Di 9 — tonisieren, erzeugt sofort geistige Aktivität
oder   *LG 20*
         H 8 — sedieren, dämpft seelische Erregung, führt zu psycho-physischer Ausgeglichenheit.
oder   *LG 20*
         B 54 (40) — hilft bei Unentschlossenheit und Zweifel, z. B. bei Menschen, die dauernd nachsehen ob das Gas abgedreht ist, usw.
haben auch wir ähnliche Erfahrungen gemacht.

Zahlreiche Patienten gaben an, sich besser konzentrieren zu können, geistig leistungsfähiger zu sein, weniger zu vergessen, besser zu schlafen, weniger reizbar oder ängstlich zu sein usw. Auffallend war auch die Zahl jener, die über ein subjektiv besseres Sehvermögen berichteten.
Hierbei scheinen die Punkte LG 20, LG 20 -1, -01, LG 16, LG 24, G 1, G 3, G 20, B 2, B 7, B 8, B 10, LG 24 -1, M 8 (1) und 3 E 20
die schon in der Tradition als „Eintrittspforten" in die intrakranielle energetische Zirkulation galten, dieser ihrer empirisch gefundenen Wirkung gerecht zu werden.

Es wird eine Aufgabe der nächsten Zeit sein über die Hauptindikation hinaus derartigen „Nebenwirkungen" mehr Beachtung zu schenken als bisher, sie genauer zu registrieren und wenn möglich zu objektivieren.

Die Punktur im Schädelbereich könnte dann im Sinne der obengenannten „Sterntechnik" bei manchen prämorbiden Zuständen, die oft schon in den „besten Jahren" des Lebens als Anzeichen einer zerebro-vaskulären Störung auftreten, als Standardtherapie eingesetzt werden.

5. Kapitel

Eine Analyse über die bisher (1972) behandelten 1 046 Fälle mit statistischen Tabellen

Wir bringen davon nur die schematische Tabelle dieser Erfolgsstatistik, da im nächsten Kapitel, das eine kleine Zusammenfassung über die Anwendung der Schädelakupunktur aus dem Jahre 1976 beinhaltet, auf 6 hauptsächlich vorkommende Leiden und deren statistische Auswertung näher eingegangen wird.

Tab. 1

	Grundsätz- lich geheilt		deutlicher Erfolg		mäßiger Erfolg		kein Erfolg		Summe	
	Fälle	%	Fälle	%	Fälle	%	Fälle	%	Fälle	%
Kraniogene Erkrankungen*)	128	37,2	131	38,1	76	22,1	9	2,6	344	100
And. Erkrank.	133	27,8	140	27,2	195	38,0	36	7,0	514	100
Div. Erkrank.	47	25,0	47	25,0	74	39,3	20	10,7	188	100
Summe:	318	30,4	318	30,4	345	33,0	65	6,2	1046	100

Tab. 2: Verhältnis zwischen Alter und Therapieresultaten.

Alter in Jahren	Therapieresultate								
	völlig geheilt		deutlich gebessert		gebessert		Ver- sager	Total	
	Fälle	%	Fälle	%	Fälle	%		Fälle	%
39 und darunter	5	27,8	6	33,3	7	38,9	0	18	100
40—50	14	46,7	9	30	7	23,3	0	30	100
51—60	32	55,2	13	22,4	13	22,4	0	58	100
61 und darüber	20	44,4	14	31,2	11	24,4	0	45	100

*) Unter dem Begriff „Kraniogene Erkrankungen" werden jene Krankheiten verstanden, die ihrer Symptomatologie nach dem Gehirn zugeordnet werden können.
Darunter befanden sich 151 Fälle von Thrombosen der Gehirngefäße, sowie 43 Fälle von Hirnblutungen, 10 Fälle von Chorea minor, 14 Fälle von Morbus Parkinson bzw. Parkinsonsyndrom, 84 Fälle von Arteriosclerosis cerebri mit motorischen oder sensorischen Störungen der Extremitäten, 28 Fälle mit Spätfolgen nach Encephalitis, 7 Fälle mit Spätfolgen nach Schädeltrauma, sowie 7 Fälle, die als „cerebrale Arteriitis" beschrieben werden.
Also insgesamt 344 Fälle. (Siehe Tab.)

Tab. 3: Das Verhältnis zwischen der Krankheitsdauer und den Therapieresultaten

Krankheits-dauer	Therapieresultate							
	völlig geheilt		deutlich gebessert		gebessert		Ver-sager	Total	
	Fälle	%	Fälle	%	Fälle	%		Fälle	%
unter 10 Tagen	24	64,8	8	21,6	5	13,6	0	37	100
11 Tage bis 3 Monate	16	47,2	9	26,4	9	26,4	0	34	100
4—6 Monate	6	37,5	6	37,5	4	25	0	16	100
7—12 Monate	10	35,7	11	39,3	7	25	0	28	100
13 Monate bis 3 Jahre	9	40,9	5	23,6	8	35,5	0	22	100
4—5 Jahre	4	44,4	1	11,2	4	44,4	0	9	100
6—10 Jahre	1	25	2	50	1	25	0	4	100
über 11 Jahre	1	100	0	0	0	0		1	100

Kasuistik einzelner Krankheitsbilder
(aus der Originalarbeit)

Wir wollen uns wegen der relativ naiven und einfachen Darstellung darauf beschränken, nur einige Krankheitsgeschichten wortwörtlich als Beispiele anzuführen.

Fall 1: Zerebrale Thrombose

PENG, ein 54jähriger Mann, Mitglied des Kaders einer Ziegelei in Chisshan in der Provinz Shansi.

Er litt seit einem Tag an einer rechtsseitigen Hemiplegie und kam am 12. März 1971 zur Aufnahme an unsere Klinik.

Am vorhergehenden Tag ging er nach einer Versammlung schlafen und als er am nächsten Morgen erwachte, bemerkte er eine rechtsseitige Lähmung. Es bestand keine Bewußtseinsstörung, kein Erbrechen, keine Harn- oder Stuhlinkontinenz.

Anamnestisch war eine Hypertonie bekannt.

Im Moment der Aufnahme betrug sein RR 180/110 mm Hg.

Er war bei Bewußtsein und fähig, Fragen präzise zu beantworten.

Aber als wir ihn aufforderten die Zunge vorzustrecken, sahen wir eine Abweichung nach der rechten Seite. Die rechte obere Extremität zeigte eine teilweise Lähmung, wobei Bewegungen möglich waren, die Kraft jedoch deutlich herabgesetzt. Die rechte untere Extremität war komplett gelähmt. Wir fanden eine Hypalgesie der rechten Körperhälfte und der BABINSKI-Reflex war rechts positiv.

Wir stellten die Diagnose einer zerebralen Thrombose.

Therapie: Sie erfolgte unmittelbar mit der Kopfnadel und zwar benützten wir die linke Motorik- und die linke Sensibilitätszone.

Nach 5 Behandlungen normalisierte sich die Motorik und Sensibilität der rechten Körperhälfte.

Zwar war der Blutdruck noch immer hoch, doch der Patient konnte seine Stelle wieder einnehmen.

Im Juli 1972 ergab eine Nachuntersuchung einen guten Geisteszustand und normale Motorik- und Sensibilitätsverhältnisse, so daß er sogar physisch anstrengende Arbeit leisten kann.

Fall 2: Kontusionsfraktur

24jähriger Mann, der sich 11 Tage vor Beginn der Kopfnadeltherapie an der linken Stirn-Schläfengegend verletzte.

Er war sofort bewußtlos, erst nach 7tägiger Intensivbehandlung erlangte er das Bewußtsein wieder. Am 11. 5. 1971 wurde die Therapie mit der Kopfnadel begonnen, dabei war der Patient bei klarem Bewußtsein, die rechte Naso-Labialfalte war verstrichen, es bestand eine komplette Lähmung der rechten oberen Extremität sowie eine totale motorische Aphasie. Das HOFFMANNsche Zeichen war rechts positiv. Die untere Extremität konnte normal gebeugt und gestreckt werden, und bis zu 80 Grad gehoben werden. Der Patient konnte nicht aufrecht stehen, seine linke Körperhälfte war normal.

Therapie: Kopfnadelung der linken Motorikzone. Nach 19 Behandlungen kann der Patient geheilt entlassen werden.

Die Nachuntersuchung im Juli 1972 ergab:

Normale Psyche und Intelligenz, kein Schwindel, keine Kopfschmerzen, einwandfreie Sprache, normale Muskelkraft.

Der Patient verrichtet oft schwere Arbeit ohne Beschwerden.

Fall 3: Chorea minor

Das 15jährige Mädchen kam am 5. 4. 1971 wegen seit 40 Tagen bestehenden unwillkürlichen Bewegungen der Extremitäten zu uns ins Krankenhaus.

Es begann aus unersichtlichen Gründen vor 40 Tagen die Augenbrauen, die Zunge und die Extremitäten unwillkürlich und unregelmäßig zu bewegen. Es konnte nicht ruhig sitzen, stehen oder gehen und war vollkommen pflegebedürftig geworden.

Therapie: Kopfnadel einmal täglich in die „Anti-Parkinsonzone" beiderseits. Die Unruhebewegungen der Extremitäten hörten auf, die Mimik normalisierte sich. Nach der 24. Sitzung konnte sich die Patientin wieder selbst versorgen und ging am 20. 5. 1971 geheilt nach Hause.

Bei der Nachuntersuchung im Juli 1972 erwies sich ein normaler geistiger Zustand und das Mädchen nimmt aktiv an der sozialistischen Aufbauarbeit teil.

Fall 4: Morbus Parkinson

70jähriger Mann. Seit 8 Jahren besteht ein zunehmender Tremor der Arme und Hände, besonders rechts, so daß der Patient nicht mehr mit Stäbchen essen konnte. Er ging gebückt, kleinschrittig, mühsam.

Therapie: Kopfnadelung der Anti-Parkinsonzone bilateral. Nach der 4. Behandlung tritt eine deutliche Besserung des Tremors, Steigerung der Kraft in den Extremitäten ein. Der Patient kann besser gehen, wieder mit Stäbchen essen.

Nach einer 6monatigen Behandlungspause besuchten wir den Patienten und erfuhren dabei, daß er sich selbst bei einem ausgedehnten Spaziergang nicht müde fühlt und daß nur noch seine rechte Hand beim Schreiben zittert.

Fall 5: Intrakranielle Entzündungen

Rekonvaleszenzstadium einer Enzephalitis:
Das 2jährige Mädchen kam am 5. 4. 1971 an unserer Abteilung zur Aufnahme.
Ende März hatte es plötzlich bis 40 Grad Fieber mit Bewußtseinstrübung bekommen, dabei waren Konvulsionen aufgetreten.
Erst nach 14 Tagen intensiver Therapie mit Einsatz der wirksamsten Antibiotika, erlangte das Kind wieder das Bewußtsein, jedoch wurden schwere Sehstörungen, Aphasie und Lähmung der unteren und oberen Extremitäten festgestellt.
Befund: Mydriasis an beiden Augen, totale Aphasie, Lähmung der oberen und unteren Extremitäten.
Therapie: Nadelung der Motorikzone bilateral sowie der Sehzone. 5 Tage später konnte das Mädchen wieder Gegenstände erkennen und die Funktion der gelähmten Extremitäten besserte sich.
Nach 20 Tagen konnte sie ohne Hilfe stehen, etwas später die Extremitäten innerhalb des Normalbereiches bewegen und der Gesundheitszustand normalisierte sich langsam.
Die Nachuntersuchung im Juli 1972 ergab:
Normale Intelligenz, einwandfreie Sprache und Mimik, normale Sehkraft, normale Kraft und Motorik der Extremitäten.

Fall 6: Ischialgie

39jährige Frau. Seit 2 Jahren bestanden ischialgiforme Schmerzen an der rechten unteren Extremität mit begleitenden Kreuzschmerzen.
Diagnose: Ischialgie.
Wir begannen die Behandlung am 15. 5. 1971 mit der Nadelung des obersten = 1. Fünftels der linken = kontralateralen Sensibilitätszone.
Schon nach 2 Sitzungen hatte die Patientin keine Schmerzen mehr.

Fall 7: Paroxysmale supraventrikuläre Tachykardie

Unser Patient litt seit 17 Jahren unter Tachykardieanfällen, dabei Druckgefühl retrosternal und Dyspnoe.
Die Anfallsdauer betrug zwischen 15 Minuten und 1 Tag.
RR: 180 — 200/90 — 120
EKG: pathologisch.
Bei jedem Anfall nahm der Patient Sidilan.
Am 9. 10. 1971 trat ein neuerlicher Anfall auf, Puls 164/Min. Nun wurden beide Thoraxzonen mit der Kopfnadel in einer Dauer von 30 Minuten behandelt, worauf die Pulsfrequenz auf 64/Min. zurückging und der Patient anfallsfrei blieb.

Fall 8: Enuresis nocturna

Der 9jährige Knabe litt seit 3 Jahren an Enuresis nocturna, die damals ohne ersichtlichen Grund aufgetreten war. Er näßte jede Nacht 2—3 mal das Bett ein.
Eine Behandlung mit chinesischen Heilkräutern und üblicher Körperakupunktur blieb ohne deutlichen Erfolg.
Nach der ersten Behandlung, die in der Nadelung beider Fuß-, Motorik- und Sensibilitätszonen bestand, verschwand die Enuresis.
Zur Erfolgsstabilisierung wurde er noch 3 mal mit der Kopfnadel behandelt. Seither kein Rückfall.

6. Kapitel

Eine kleine Zusammenfassung über die Anwendung der Schädelakupunktur bei 6 charakteristischen Krankheitsbildern

Dr. Jiao Shuen-fa, Volkskrankenhaus Ji Shan Xian, Prov. Shan Xi. 1976 Übersetzt im Auftrag des Ludwig-Boltzmann-Institutes für Akupunktur Wien, von dessen Mitarbeiter Dr. A. MENG CHAO-LAI.

Die Schädelakupunktur ist eine Therapieform, bei der die, den kortikalen Funktionsarealen entsprechenden Kopfhautregionen durch Nadelstiche gereizt werden.

Sie ist eine neue Methode, die hauptsächlich zur Behandlung von kraniogenen und kortiko-somatischen Erkrankungen verwendet wird. So sollen durch die Schädelakupunktur sowohl Spätfolgen nach Hirnembolien und zerebralen Insulten verhindert werden, oder solche bereits bestehende Spätfolgen nachhaltig gebessert werden. Außerdem kann man damit eine Reihe anderer Erkrankungen, wie z. B. Hypertonie, Chorea minor, Parkinson-Syndrom, Enuresis usw. mit Erfolg behandeln.

Eine derartige Zusammenfassung von Behandlungsresultaten soll hier als Fortsetzung der bereits 1972 bekanntgegebenen 1046 Fälle erfolgen.

I. Die Technik der Punktur und die Auswahl der Reizzonen

1. Technik der Punktur

Der Patient kann bei der Behandlung sitzen, oder auf dem Bauch, Rücken oder in Seitenlage liegen.

Die entsprechenden Hautzonen (siehe später) werden mit Alkoholtupfern desinfiziert.

Die 2,5—3 Cun lange Stahlnadel oder Nadel der Nummern 26—28 wird rasch durch die Haut geführt, dann unter Drehung oder direkt, subkutan oder intramuskulär entlang der betreffenden Zone vorgeschoben.

Nur bei der Behandlung von Hypertonikern bleiben die Nadeln **ohne** weitere Manipulation ca. 30 Minuten in situ.

Bei anderen Krankheitsbildern, also im allgemeinen, wird die Technik der **raschen Rotation** der Nadel angewendet.

Bei dieser Technik wird verlangt, daß man die Nadel **nur dreht,** aber **nicht auf und ab bewegt.**

Um die Lage der Nadel konstant zu halten, muß das Schulter-, Ellenbogen-, Hand- und Daumengrundgelenk des Akupunkteurs in einer Stellung fixiert bleiben. Das distale und das Mittelgelenk seines Zeigefingers wird halb gebeugt. Mit der radialen Fläche des Zeigefingers und der palmaren des Daumens, wird der Nadelgriff festgehalten und durch Beuge- und

Streckbewegungen im Zeigefingergrundgelenk wird die Nadel mit etwa 200 Drehungen pro Minute gedreht, wobei sich der Nadelkörper jedesmal etwa 2 Drehungen im und gegen den Uhrzeigersinn bewegen soll.

Diese Form der raschen Rotation führt man ununterbrochen 1—2 Minuten durch, läßt die Nadel dann 5—10 Minuten ruhig liegen, um dann noch ein- oder zweimal rasch zu stimulieren, bevor die Nadel entfernt wird.

THERAPIEPLAN

Bei chronischen Erkrankungen, wie Paresen usw. bilden 10—12 Sitzungen einen Therapiezyklus. Nach 3—5 Tagen Pause kann man mit dem 2. Zyklus beginnen.

II. Das PRINZIP der ZONENAUSWAHL

1. PARESEN

a) Parese der unteren Extremität: **Kontralaterale** Motorikzone = vom Tou Mo aus gesehen das 1. Fünftel der Zone, dazu die sog. Bein-, Motorik- und Sensibilitätszone = Zone der Koordination des Gehens.

b) Parese der oberen Extremität: **Kontralaterale** Motorikzone = das anschließende 2. und 3. Fünftel der Zone.

c) Zentrale Fazialparese und motorische Aphasie: Kontralaterale Motorikzone oder bei Aphasie **beide** unteren Fünftel = 4. und 5. Fünftel der Zone.

2. SENSIBILITÄTSSTÖRUNGEN

a) Der unteren Extremitäten: **Kontralaterale** Sensibilitätszone = 1. Fünftel, vom Tou Mo aus gesehen sowie der Zone der Koordination des Gehens = Bein-, Motorik- und Sensibilitätszone.

b) Der oberen Extremitäten: **Kontralaterale** Sensibilitätszone = das anschließende 2. und 3. Fünftel.

c) Sensibilitätsstörungen im Gesichtsbereich: Kontralateral oder **beidseitig** die unteren = 4. und 5. Fünftel der Sensibilitätszone.

3. HYPERTONIE

Die oberen = 1. und 2. Fünftel der Gefäß-(Dilatations)Zone.

4. CHOREA MINOR und PARKINSONSYNDROM

Anti-Parkinsonzone, wobei bei einseitiger Symptomatik — kontralateral, bei beidseitiger Symptomatik — bilateral behandelt werden soll.

5. ENURESIS NOCTURNA

Bilateral die Bein-, Motorik- und Sensibilitätszone = Zone der Koordination des Gehens.

III. ANALYSE DER RESULTATE

1. Zerebrale Embolien und deren Spätfolgen

Es wurden insgesamt 500 Fälle behandelt, davon 190 Fälle **geheilt, das** sind 38 % (Beurteilungskriterien der Erfolge — siehe später im Anhang.) 123 Fälle konnten **deutlich gebessert** werden, das sind 24,6 %, 162 Fälle noch immer **mit Erfolg** behandelt werden, das sind 32,4 %. **Ohne Erfolg** blieb die Behandlung bei 24 Fällen. Das sind 4,8 % und 1 Fall reagierte sogar mit **Verschlechterung,** das entspricht 0,2 %.

Insgesamt konnten wir bei 95 % eine Wirkung im Sinne einer Besserung feststellen. Bei diesen 500 Fällen war der älteste 79 Jahre, der jüngste 13 Jahre alt.

Wenn man das 40. Lebensjahr als Grenze zieht und danach die Erfolgsquote beurteilt, so haben wir bei 49 Patienten, die jünger als 40 Jahre waren, in 48 Fällen = 97,9 % eine positive Wirkung feststellen können.

Bei 451 Patienten im Alter über 40 Jahre, war in 427 Fällen = 94,7 % eine Wirkung der Schädelakupunktur zu beobachten. Diese Analyse zeigt uns, daß keine signifikante Änderung der Wirkung der Schädelakupunktur durch das verschiedene Lebensalter eintritt.

Von den 49 Fällen die jünger als 40 Jahre waren, konnten 12 Fälle = 24,5 % **geheilt** werden. Bei den 451 über 40jährigen 178 = 39,4 % **deutliche Besserung.**

Hier ergibt die statistische Auswertung eine Signifikanz von $t = 2,1$, d. h. die Patientengruppe über 40 Jahre hatte sogar einen besseren Therapieerfolg.

Von den 164 Fällen, die kürzer als 10 Tage erkrankt waren, wurden 93 Fälle = 56,8 % geheilt, von 336 Fällen die länger als 10 Tage erkrankt waren, konnten 97 Fälle = 28,9 % geheilt werden.

Hier ergibt die statistische Auswertung eine außerordentliche Signifikanz von $t = 6,1$, d. h. die Kürze der Krankheitsdauer (und die frühzeitige Anwendung der Schädelakupunktur) haben einen deutlichen Einfluß auf den Prozentsatz der Heilungen.

2. ZEREBRALER INSULT und seine SPÄTFOLGEN

Wir haben insgesamt 132 Fälle behandelt, dabei beträgt die Länge der Anamnese zwischen 15 Tagen und 11 Jahren. Das Alter der Patienten zwischen 31 und 70 Jahren, 120 dieser Fälle waren zwischen 50 und 70 Jahre alt. Von diesen 132 Fällen konnten 9 = 6,8 % als **geheilt** klassifiziert werden.

Der Prozentsatz der „geheilten" Fälle ist bei zerebralen Insulten niedriger als bei Hirnembolien, auf jeden Fall aber kann man bei einem Teil der Patienten, bei denen mit anderen Heilverfahren kein oder nur ungenügender Erfolg zu erzielen war, mit der Schädelakupunktur noch manche Besserungen erzielen.

Die frühzeitige Anwendung der Schädelakupunktur bedeutet, daß man sofort nach der Stabilisierung des Befindens der Patienten mit der Behandlung beginnt!

Die Begleitbeschwerden, wie Hypertonie, Schwindel, Kopfschmerzen usw. die oft bei zerebralen Insulten und deren Folgen vorhanden sind, verschwinden oder bessern sich oft gleichzeitig mit der Parese durch die Punktur der Motorikzone.

3. CHOREA MINOR

Wir haben insgesamt 20 Fälle behandelt. Der jüngste Patient war 8 Jahre, der älteste war 65 Jahre alt. Die meisten Patienten waren unter 15 Jahre alt.

Die längste Vorgeschichte erstreckte sich über 3 Jahre, die kürzeste betrug 4 Tage. 13 Fälle hatten eine kürzere Anamnese als 2 Monate. Die höchste Anzahl der Sitzungen betrug 90, die geringste nur 1 Sitzung, der Durchschnitt lag bei 25 Behandlungen.

Von diesen 20 Fällen konnten 11 = 55 % **geheilt,** 6 Fälle = 30 % **deutlich gebessert** werden. 3 Fälle = 15 % wurden **mit Erfolg** behandelt.

Bei 2 Fällen, bei denen die Krankheitsdauer über 2 Jahre betrug bevor sie behandelt wurden, konnte nur eine deutliche Erleichterung der Beschwerden erreicht werden.

Von den 17 rheumatischen Chorea-minor-Fällen haben wir 11 = 64,7 % **geheilt,** während die 3 restlichen Fälle mit anderer Genese lediglich gebessert werden konnten.

4. PARKINSONSYNDROM

Wir haben insgesamt 31 Patienten mit PARKINSON-Syndrom behandelt. Der älteste Patient war 70 Jahre, der jüngste 40 Jahre alt. Die längste Anamnese erstreckte sich über 16 Jahre, die kürzeste über 3 Monate.

Vor der Akupunktur haben alle Patienten meist langzeitig entsprechende medikamentöse Therapie von anderen Spitälern erhalten, mit wenig oder keinem Erfolg.

Die längste Therapiedauer mittels Schädelakupunktur betrug **200 Sitzungen,** bei einem Patienten konnten wir mit **1 Behandlung** den Tremor fast beseitigen!

ad. Reizzone: Wenn der Tremor im Vordergrund steht, dann soll man die kontralaterale Anti-Parkinsonzone nadeln, wenn Versteifungen im Vordergrund stehen, dann ist die kontralaterale Motorikzone zu nadeln.

Von diesen 31 Fällen konnten wir bei 14 **deutliche Besserung,** bei 13 **Besserung** und bei 4 keine Besserung erzielen. Der Prozentsatz der Effektivität beträgt also 87,1 %.

Bei vielen Patienten konnte man bereits nach 10 Tagen = 10 Behandlungen mittels Schädelakupunktur eine deutliche Besserung des Zustandes beobachten.

Manche Fälle hatten nach der Behandlung fast keine Beschwerden mehr, sie konnten sich wieder selbst versorgen und an leichterer Arbeit teilnehmen. In einzelnen Fällen wurden jedoch Rezidive beobachtet.

5. HYPERTONIE

Insgesamt haben wir 50 Fälle mit einer Anamnesedauer von 1—15 Jahren behandelt. Bei 25 Fällen = 50 % wurde eine **deutliche Besserung** festgestellt. Gewöhnlich kann man schon bei der ersten Behandlung einen Effekt erzielen. Die Durchschnittsanzahl der Sitzungen dieser Krankheitsgruppe betrug 3 Sitzungen.

Der blutdrucksenkende Effekt ist **kurzfristig** gesehen unbestreitbar, aber auf längere Sicht erscheint der Therapieerfolg nicht stabil. Es kommt oft zu Rezidiven.

6. ENURESIS NOCTURNA

Wir haben insgesamt 60 Fälle behandelt. 37 Patienten waren unter 10 Jahre, 23 über 10 Jahre alt. Krankheitsdauer: 4 Fälle mit 1jähriger Dauer, 22 Fälle mit 2—5jähriger Dauer und 34 Fälle mit einer Dauer über 5 Jahre. 26 Patienten = 43,4 % konnten **geheilt** werden, 8 = 13,4 % zeigten **deutliche Besserung**, 25 Fälle = 41,3 % wurden **gebessert** und nur bei 1 Fall = 1,8 % wurde **kein Erfolg** festgestellt.

Die Gesamtquote der Effektivität beträgt also 98,3 %.

Dabei ist der Therapieerfolg für kurze Zeit sicherlich gegeben, auf längere Sicht hingegen instabil.

Die Beurteilung des Therapieerfolges bei PARESEN

a) GEHEILT

Die Funktion des kranken Gliedes ist wieder vollständig, bzw. im Normalbereich. Der Patient kann sich selbst versorgen.

b) DEUTLICHE BESSERUNG

Die Funktion des gelähmten Gliedes hat sich deutlich gebessert, es ist aber in manchen Funktionen behindert.

c) BESSERUNG

Die Funktion des kranken Gliedes ist im Vergleich mit dessen Zustand vor der Behandlung gebessert.

d) OHNE ERFOLG

Die Funktion des kranken Gliedes hat sich nicht gebessert.

e) VERSCHLECHTERUNG

Während der Therapiezeit ist im Befinden des Patienten keine Besserung, sondern eine Verschlechterung eingetreten.

f) EXITUS
Tod während der Therapiezeit — verschiedene Todesursachen.

Die Beurteilung des Therapieerfolges bei CHOREA MINOR und PARKINSONSYNDROM

a) GEHEILT
Die unwillkürlichen Bewegungen sind verschwunden, der Tonus ist normal, der Patient kann an leichterer Arbeit teilnehmen.

b) DEUTLICHE BESSERUNG
Deutliche Besserung der unwillkürlichen Bewegungen, jedoch bestehen manche Krankheitssymptome nach wie vor.

c) BESSERUNG
Besserung mancher Symptome.

d) KEIN ERFOLG
Auch keine symptomatischen Erleichterungen.

Die Beurteilung des Therapieerfolges bei ENURESIS NOCTURNA

a) GEHEILT
Sistieren der Enuresis, 3 Monate kein Rezidiv.

b) DEUTLICHE BESSERUNG
Nach der Therapie nur gelegentliche Rezidive.

c) BESSERUNG
Die Frequenz der nächtlichen Enuresis ist vermindert.

d) KEIN ERFOLG
Keine Änderung nach der Therapie.

Die Beurteilung des Therapieerfolges bei HYPERTONIE

Erfolgte nach den Richtlinien der Landeskonferenz über koronare Herzkrankheiten, 1972 (siehe diese).

7. Kapitel

ANHANG

1. KLINISCHE ZEICHEN und PULSDIAGNOSTIK

In der Originalarbeit wird mit keinem Wort auf die Pulsdiagnostik eingegangen und die klinischen Zeichen nur ab und zu gestreift, obwohl dies Faktoren sind, die untrennbar mit der klassischen Form der Akupunktur in Verbindung stehen.

Es soll daher für jene Leser, die sich erst kurze Zeit mit der therapeutischen Akupunktur befassen, auf diese traditionellen und keineswegs obsoleten Richtlinien, wenigstens hinweisend eingegangen werden.

Die traditionelle chinesische Medizin richtet sich bei der Therapie nicht so sehr materiell gegen etwaige Läsionen, sondern versucht, und dies gilt besonders für die Akupunktur, auf der Basis einer Energielenkung einen Ausgleich zwischen YANG und YIN, also zwischen Überfunktion und Unterfunktion in den erkrankten Organen oder Organsystemen herzustellen und damit immateriell die Selbstheilungstendenz des Organismus zu beeinflussen.

Die Feststellung des Überwiegens eines YANG- oder YIN-Zustandes, also von Fülle und Leere, von Wärme und Kälte usw., auf deren Ungleichgewicht jegliche Erkrankung beruht, ist von entscheidender Wichtigkeit für einen erfolgreichen Therapieplan.

Dies geschah in der Hauptsache mit Hilfe der sogenannten „klinischen Zeichen". Darunter hat man alle jene Symptome zu verstehen, die die geschulten Sinne des Arztes wahrnehmen können, also etwa den Zustand der Haut, der Schleimhäute, der Gesichtsfarbe, der Körperbehaarung, der Nägel, der Zunge, der Augen, der Stimme, des Körperbaues, des Ernährungszustandes, der Exkremente usw.

Dazu kam eine umfassende Anamnese, die die Lebensumstände, die Ernährung, die Lebensgewohnheiten, die Arbeitsbedingungen, die Leidenschaften usw. des Patienten und die etwaige familiäre Belastung im Hinblick auf die angeborene Konstitution und deren Anfälligkeit für bestimmte Leiden erfaßte.

Aus heutiger Sicht sind dazu zumindest die Daten eines Screeningtestes erforderlich, um zu ähnlichen diagnostischen Ergebnissen zu kommen.

Erst nach der Erfassung und Einordnung aller dieser Daten, komplettierte der damalige Arzt sein diagnostisches Bild durch die „Pulsdiagnostik", wobei er sich weniger auf die heute gelehrten Pulstaststellen für die Organe und Hohlorgane an der A. radialis konzentrierte, sondern vielmehr den Gesamtzustand der Arterien und des von diesen versorgten Gebietes beachtete.

Der Arzt orientierte sich also auch z. B. über den Zustand und Puls der A. temporalis superficialis, der A. carotis, der A. cubitalis, der A. femoralis, der A. dorsalis pedis, der A. tibialis posterior, um nur einige der „9 enthüllenden Pulstaststellen" zu nennen.

Damit verschaffte er sich einen Überblick und reihte nun den nur in der Tiefe fühlbaren, kleinen, schwachen und langsamen Puls dem YIN, den kräftigen, oberflächlichen, vollen und raschen Puls dem YANG zu, wobei er als Hauptcharaktere oberflächlich und tief, als Nebencharaktere, schnell, langsam, leer, voll, gleitend, rauh, rhythmisch oder arrhythmisch usw. beurteilte.

Das wichtigste Kriterium waren für ihn also nicht so sehr die detaillierten Radialispulsqualitäten, sondern die bestehende Harmonie oder Dysharmonie zwischen den „klinischen Zeichen", dem Zustand des Patienten und den erhobenen Pulsqualitäten.

Eine bestehende Diskrepanz zwischen der Symptomatik, z. B. YANG-Fülle: akuter Krankheitsverlauf, hohes Fieber, gerötetes Gesicht, Verlangen nach kalten Getränken, erregt, apoplektisch, Kopfschmerzen, Muskelschmerzen, Hautausschläge usw., mit gleichzeitigen Pulsqualitäten im Sinne des YANG, ließen ihn eine bessere Prognose stellen, als wenn er beim obigen Krankheitsbild den Gefäß- und Pulszustand im YIN gefunden hätte.

Dies ist eine, auch für den heutigen Mediziner durchaus akzeptable Vorgangsweise, bei der die umstrittene Pulsdiagnostik wieder jenen Stellenwert einnimmt, den sie bis 300 n. Chr. hatte, nämlich den einer biologischen Orientierungsmethode.

Auf die beschriebenen physiologischen Änderungen einzelner Pulsqualitäten innerhalb des jahreszeitlichen Rhythmus nach der Lehre der 5 Wandlungsphasen, kann hier nicht eingegangen werden.

2. Reizverstärkung durch ELEKTRISCHE STIMULATION

Gekürzte und ergänzte Wiedergabe eines Vortrages von Dr. A. MENG CHAO-LAI gehalten am 4. 12. 1976 als Beitrag zum Fortbildungskurs an der Wiener Poliklinik „Die Akupunktur im heutigen China"

Geräte-Daten:

Spannung leer:	100 V
Intensität:	0—100 mA
	stufenlos regelbar.
Frequenz:	möglichst 2,5, 5, 10, 20, 40,
	80 und 160 Hz oder von 2—200
	Hz stufenlos regelbar.

Der Therapieeffekt hängt ab:

1. Von der Reizstärke
2. Von der Impulsform
3. Von der Behandlungsdauer

zu: 1. Reizstärke

Da die Reizstärke des Stromes nicht linear mit der Stromstärke ansteigt, muß man sie langsam und vorsichtig steigern, dabei die Reaktion des Patienten beobachtend, der auf keinen Fall Schmerz verspüren soll.

WICHTIG! Nicht vergessen die Reizstärke nach Beendigung der Behandlung wieder auf 0 zurückzustellen, da sonst der nächste Patient unangenehmen Sensationen ausgesetzt wird, wenn er die volle Reizstärke des vorherigen zu spüren bekommt!

zu: 2. Impulsform

a) Dichte Impulsfolge (bis 70 Hz)
Sie hat eine deutliche analgetische Wirkung und dient daher meist zur Schmerztherapie, ferner wirkt sie auf spastisch bedingte Zirkulationsstörungen und spastische Muskelleiden.

b) Lockere Impulsfolge (5 bis max. 20 Hz)
Sie bringt eine gute Reizwirkung auf die quergestreifte Muskulatur, fördert die Kontraktilität der Muskeln und erhöht den Tonus, wird also zumeist bei schlaffen Paresen und bei diversen Weichteilschädigungen in der Umgebung von Gelenken angewendet.

c) Wechsel von dichter und lockerer Impulsfolge:
Mit dieser Form kann eine Gewöhnung an die Impulsformen a) und b) vermieden werden, außerdem spielt ihr Aktivierungseffekt eine Rolle. Sie wird gegen periphere Durchblutungsstörungen und zur Besserung entzündlicher Schwellungen eingesetzt, wie solche im Gefolge von Verrenkungen und Verstauchungen auftreten, weiters zur Behandlung von Neuralgien, radikulären Neuritiden, gegen das Schulter-Arm-Syndrom usw.
Bei längerem Einsatz hat diese Impulsform eine hemmende Wirkung.

d) Unterbrechungsimpulse:
Sie bringen gute Wirkung bei der Aktivierung der Muskulatur, eignen sich also besonders zur Behandlung von Inaktivitätsatrophien.

zu: 3. BEHANDLUNGSDAUER

Sie beträgt in der Regel nicht mehr als 15—20 Minuten. (Im Gegensatz zur Stimulationsdauer und Reizqualität bei der Akupunkturanalgesie, auf die hier nicht eingegangen werden soll).
Praktische Vorgangsweise: Nach Auswahl der in Betracht kommenden Akupunkturpunkte werden jeweils 2 Punkte des gleichen, in Ausnahmefällen auch zweier Meridiane, durch ein Elektrodenpaar verbunden.

Es werden Stahlnadeln bester Qualität verwendet, möglichst aus einem Stück gefertigt, mit etwas stärkerem Griff, um einen guten Elektrodensitz zu gewährleisten.

WICHTIG! Nie die Körperachse mit dem Stromkreis kreuzen!

Pro Sitzung sollen nicht mehr als 2 Punktepaare, natürlich nur (siehe unter wichtig!) an einer Körperseite elektrisch stimuliert werden.
Man kann am Körper (nicht am Schädel!) z. B. zuerst 2 Minuten lang mit dichter Impulsfolge, anschließend 2 Minuten lang mit lockerer Impulsfolge und dann einige Minuten mit diesen beiden abwechselnd oder mit Unterbrechungsimpulsfolge stimulieren.
In China wird täglich eine Sitzung vorgenommen, wobei 5—10 Sitzungen einen Therapiezyklus bilden. Zwischen 2 Zyklen soll eine Pause von etwa 5 Tagen eingeschoben werden.

Kommentar dazu

Ich verwende aus Sicherheitsgründen nur Batteriegeräte mit Sonderbatterie 9V IEC 6F 100 mit langer Lebensdauer und habe mir, da die im Handel befindlichen Stimulationsgeräte manchmal störanfällig sind, von einem Elektrotechniker ein solches Gerät nach unseren Qualitäts- und Sicherheitsnormen nachbauen lassen, das seit 3 Jahren klaglos funktioniert.
Das Gerät soll mindestens 2, besser 4 Ausgänge haben und vor allem stabile Kabelanschlüsse und Klemmen sowie Kabel verschiedener Länge. Es soll nicht zu schwer und umfangreich sein, so daß es der Patient selbst bedienen kann.
In der Schädelakupunktur ist es hauptsächlich die Motorikzone, die wir elektrisch stimulieren.

WICHTIG! Nie bilateral am Schädel, ebenso n i e die kontralaterale Zone u n d Punkte an einer gelähmten Extremität z u g l e i c h stimulieren.

Vorgangsweise:
Nach Setzen je einer Stahlnadel (wegen der geringen Stichtiefe, die bei unserer Form nötig ist, könnten auch Silbernadeln mittlerer Länge und Stärke verwendet werden) am Anfang und Ende der Reizzone, wird zuerst jene Frequenz gewählt, die der Patient am angenehmsten empfindet. Dies gewährleistet, daß eine wesentlich höhere Intensität toleriert wird, als wenn eine vom Patienten primär als unangenehm empfundene Frequenz gewählt wird.
Sodann wird die Intensität l a n g s a m gesteigert, bis unser Patient den Beginn einer Schmerzempfindung kundtut.
Es erfolgt eine rasche Gewöhnung, weswegen es notwendig ist, nach 1—2 Minuten die Intensität nochmals leicht zu steigern.

Ideal ist es, wenn ein kooperativer Patient von sich aus mit der gesunden Hand den Intensitätsregler bedient und die Intensität auf ein Maß steigert, das er gerade noch ertragen kann.

Die Erfahrung zeigt, daß dabei wesentlich höhere Werte erreicht werden, als wenn der Therapeut die Intensitätssteigerung vornimmt.

Behandlungsdauer:

Am Schädel 10—12 Minuten, dabei keine Frequenzänderung.

Eine eventuelle elektrische Stimulierung von Punkten an den gelähmten Extremitäten kann in der von MENG beschriebenen Art n a c h der Schädelzonenstimulierung vorgenommen werden.

Behandlungsabstände:

Da wir meist mit chronischen Fällen konfrontiert werden, 1—2mal wöchentlich, dafür ohne Unterbrechung 10—15 Sitzungen in einer Serie.

3. Pharmaka — Akupunktur = Aku-Injektionen als mögliche Ergänzung der Schädelakupunktur

Berichte und Literatur über diese Therapieform, die auf entsprechende Anweisungen MAOs entwickelt und vorangetrieben wurde, und heute als gelungene Synthese der traditionellen chinesischen Medizin mit der modernen westlichen Medizin gilt, gaben die Anregungen dazu, daß sich unser Institut seit über 2 Jahren ebenfalls mit dieser Behandlungsmethode befaßt.

An dieser Stelle soll jedoch nur über die bisher von mir erprobte, die Schädelakupunktur betreffende Vorgangsweise berichtet werden.

Grundsätzlich versteht man unter der Aku-Injektion die Applizierung eines zur Heilung des betreffenden Leidens empirisch und pharmakologisch geeigneten Wirkstoffes, mittels der üblichen Injektionstechnik an einen oder mehrere ausgewählte Akupunkturpunkte, die zur Krankheit und deren Lokalisation in Beziehung stehen.

Dabei kann, nach den Erfahrungen in China, die Gesamtdosis der Pharmaka stark reduziert werden.

Pro Sitzung sollen nicht mehr als 2—5 Punkte verwendet werden.

Die Behandlungsabstände gleichen in China jenen für die Akupunktur, d. h. täglich oder jeden 2. Tag in einer Serie von 10—12 Behandlungen, dann 5—7 Tage Pause.

Bei der Suche nach entsprechenden Wirksubstanzen, die sich für die hauptsächlichen Indikationen der Schädelakupunktur eignen, kamen in erster Linie solche in Betracht, die man unter den Begriff Regenerationstherapie einreihen kann.

Dazu mußten noch folgende Bedingungen erfüllt sein:

a) subkutan, ohne Gewebsreizung injizierbar,

b) mit Sicherheit keine allergischen Reaktionen — keine Eiweiß-Antigen-Reaktionen hervorrufend,

c) möglichst organspezifisch wirksam,

d) kurmäßig, auch über längere Zeiträume verabreichbar, auch bei ambulanten Patienten anwendbar,

e) absolut steril, lagerfähig, überall erhältlich,
f) in kleinen Dosen, möglichst nicht über 1 ml abgepackt.

Meine Wahl fiel schließlich auf die Glanoide, die ich von früher unter den Namen Xipoide kannte, wobei ich mich an deren mir damals als kurios erscheinenden, empfohlenen Applikationsort, nämlich die Nackengegend für das Xipoid cerebrale erinnerte. Schon vor über 30 Jahren wurden also diese, aus den Organen junger Schlachttiere gewonnenen Lipoidextrakte an viszerosensible Reflexzonen nach HEAD und MAKENZIE appliziert.

In der Literatur fand ich unter anderem Arbeiten von PILGERSDOR-FER und RINGEL, die über ausgezeichnete Erfolge mit Glanoid cerebrale bei der Behandlung von Hemiparesen nach apoplektischen Insulten berichten.

Die Wirkung der Glanoide wird im Sinne einer Reaktivierung der Stoffwechselleistung identer Zellelemente beschrieben, woraus sich die organspezifische Anwendung ergibt, die sich im Glanoid cerebrale in einer besonders hohen Konzentration von Cerebrosiden bei der dünnschichtchromatographischen Auftrennung äußert, während andere Phosphatide, wie Sphingomyeline, Lezithin, Cholamin-Cephalin keinen signifikanten Unterschied in der Aufteilung erkennen lassen. Die einzelnen Glanoide sind also an ihrem spezifischen Phosphatid- und Fettsäuremuster zu identifizieren, worauf schon BARRENSCHEEN 1943 hingewiesen hat.

Als Applikationsort für Glanoid cerebrale, das sich nach DROBEC und TSCHABITSCHER für die Therapie der arteriosklerotischen und traumatischen Hirnschädigungen besonders eignet, wählte ich den Punkt G 20 = Feng ch'ih = „Teich des Windes".

Dies deswegen, weil G 20 in der neueren chinesischen Literatur praktisch bei allen, durch die Schädelakupunktur beeinflußbaren Erkrankungen in den dafür angegebenen Punktekombinationen aufscheint. G 20 ist aus traditioneller Sicht ein Reunionspunkt mit dem 3-E-Meridian und dem außergewöhnlichen Gefäß Yang Oe und gilt gemeinsam mit B 10 als sog. „Vegetative Basis", wobei ihm eine sympathikotone Wirkung zugeschrieben wird.
G 20 gilt weiters als eine der Eintrittsstellen für die „Energie" im Schädelbereich und eignet sich durch seine Lokalisation am unteren Okzipitalrand, hinter dem Mastoid, lateral des Ansatzes des M. trapezius, gut für die geforderte Injektionstechnik.

Die Indikationen von G 20 in alter und neuer Literatur:

Allgemeine Schwäche des Nervensystems, Kopfschmerzen allgemein, besonders Hinterhauptschmerzen, menièreformer Schwindel, Folgezustände nach zerebralen Insulten, z. B. Hemiplegie; epileptiforme Anfälle, Hypakusis, Tinnitus Epistaxis, Rhinitis, Augenkrankheiten mit Schmerzen, Entzündungen und ständigem Tränenfluß; unerträgliche Nackenschmerzen, Tor-

*tikollis, Muskelschmerzen in der Lendenregion, Abgeschlagenheit und Mus-
kelschwäche nach Infekten.*

*Moderne Stichtechnik: 1—2 Cun in Richtung zur kontralateralen Augen-
höhle oder zum spiegelbildlichen G 20 durchstechen.*

*Ich habe die Aku-Injektionen mit Glanoid cerebrale so ausgeführt, daß
ich an G 20 rechts und links je 1/2 Ampulle = 0,5 ml, nach der obigen
Stichtechnik deutlich subkutan injiziert habe.*

*Das Präparat wurde reaktionslos vertragen, es traten keine wie immer
gearteten Zwischenfälle auf.*

*Die Anwendung erfolgte zugleich mit der Schädelakupunktur und der
kombinierten Körperakupunktur bzw. elektrischen Stimulierung, bei En-
zephalopathien verschiedener Genese, Hemiplegien und Aphasien nach
zerebralen Insulten, Parkinsonismus, bei zerebralvaskulärer Insuffizienz.*

*Es wurden im Durchschnitt 15—20 Aku-Injektionen pro Fall verabreicht,
mit durchwegs guten Resultaten, die zu einer Erweiterung des Anwendungs-
bereiches über die oben beschriebenen Indikationen hinaus, ermunterten,
worüber nach Vorliegen einer statistisch sinnvollen Fallzahl noch zu berichten sein wird.*

*Selbstverständlich können andere injizierbare Medikamente, deren In-
dikationsbereich sich mit unseren Forderungen deckt und die a) bis f) möglichst erfüllen, zur Anwendung kommen.*

4. Kombination mit der Aurikulotherapie

*Da es sich um eine „Einführung" handelt, sollen grundsätzlich nur jene
Möglichkeiten hervorgehoben werden, die von Ärzten mit einem Basis-
wissen auf dem Gebiet der Aurikulotherapie mit Sicherheit erfolgreich
wahrgenommen werden können.*

*Hierzu eignen sich besonders viele Beschwerden und Schmerzzustände, die
im Bereich der Wirbelsäule, der paravertebralen Muskulatur und im Bereich
der Gelenke auftreten, hervorgerufen durch Inaktivität, Verspannungen
durch statische Insuffizienz, Schmerzen durch Überbelastung der gesunden
Seite usw.*

*Besonders wichtig ist auch die Schmerzerleichterung vor passiven Bewe-
gungsübungen, z. B. bei Versteifungen des Schultergelenkes der gelähmten
oberen Extremität, bei Überlastungscoxarthralgien usw.*

*Wenn wir die Schmerzbehandlung nach kompetentesten Angaben, nämlich
nach P. NOGIER zur Grundlage der Therapie nehmen, so finden wir, daß
er bei*

*a) ektodermaler Schmerzsymptomatik (1. Schicht = Haut, Haare, Nägel,
Zähne) an der Helix behandelt.*

*b) mesodermaler Symptomatik (2. Schicht — Extremitäten) bei Bewegungs-
schmerz, an der Anthelix behandelt.*

*c) am Rande des Mesoderms, bei Schmerzen, die auf aktiven oder passiven
starken Druck auftreten, den vorderen Rand der Anthelix zur Behandlung
vorschlägt.*

d) bei Schmerzen infolge längerer Belastung die Rückseite der Ohrmuschel bevorzugt, z. B. bei Kniegelenksschmerzen, die nach Belastung auftreten, jenen Punkt nimmt, der retroaurikulär mit dem Kniepunkt korrespondiert.

NOGIER führt auch an, daß die Therapie schwierig sei bei
a) emotionell bedingten Störungen
b) toxisch stark belasteten Personen
c) bei fehlender Lateralität.

Entscheidende Punkte für die Schmerzbehandlung sind:
1. Thyreoidea, Parathyreoidea
2. Hypothalamus
3. Nebennieren
4. Tragus
5. 0-Punkt
6. Lobulus

Beispiel für die e i n f a c h s t e Methode, das d i r e k t e Vorgehen bei Kniegelenksschmerzen.
z. B.: Man findet den Kniepunkt in der Fossa navicularis dolent
1. Entweder Kniepunkt direkt, oder
2. 0-Punkt und den korrespondierenden Punkt des Kniegelenkes am Helixrand = Punkt Knie.

Beispiel II — — K n i e g e l e n k s s c h m e r z e n :
1. Lineare Zone in der Fossa navicularis
2. Rinne
3. Tragus
4. Genitalpunkt
5. Parathyreoideapunkt

Beispiel A r t h r o s e n :
1. Allgemeine Punkte; a) Hypothalamuspunkt
*   b) 0-Punkt*
2. Punkte mit Wirkung über die innere Sekretion
*   a) Thyreoidea*
*   b) Parathyreoidea*
*   c) Nebennieren*
*   d) Genitalpunkt*
3. Randpunkte
4. Traguspunkte
5. anatomische Projektionspunkte, der an der Arthrose erkrankten Region, auf der Vorder- u n d Rückseite der Ohrmuschel.

Beispiel I s c h i a s :
1. Rinne
2. Meisterpunkt des Lumbo-Sakralgelenkes, eventuell auch retroaurikulär

3. *Hypothalamus*
4. *Parathyreoidea*
5. *Nebennieren*
6. *0-Punkt — meist auf der gleichen Seite, wie die Ischialgie.*

Chronisch rezidivierende I s c h i a l g i e :

1. *Randpunkt*
2. *Tragus*
3. *eventuell Genitalpunkt*
4. *psychische Punkte*

W e l c h e s   M e t a l l ?
a) *Bei diffusen, ausgedehnten Schmerzen — Silber*
b) *bei stechenden und konzentrierten Schmerzen — Gold*
c) *bei unklarer Situation — Stahl*

Beim Stich (besonders bei Stahl) Nadel drehen!
Ein Analgesieeffekt kann durch tangentiale subkutane Einführung und Drehen der Nadel oder elektrische Stimulierung erzielt werden.

Mit der Aurikulotherapie lassen sich, wie die Erfahrungen gezeigt haben, auch spastische Schmerzen des Verdauungstraktes und Schmerzen des neurologischen Formenkreises gut beeinflussen.

Seit dem Zeitpunkt, an dem P. NOGIER die vorstehenden allgemeinen Richtlinien in Vorträgen und schriftlichen Arbeiten veröffentlichte, sind nunmehr fast 20 Jahre vergangen und die Ohrakupunktur hat sich in stürmischer Entwicklung zur Aurikulomedizin gewandelt.

Diese Entwicklung basierte auf einer Fülle neuer Erkenntnisse und ist noch immer im Fluß.

Naturgemäß mußte dadurch manches anfänglich als gesichert erscheinende Wissensgut ergänzt und durch neue Erkenntnisse ersetzt werden. Dies gilt auch für die Schmerzbehandlung.

Das hier angegebene Vorgehen stellt also nur eine Grundlage dar und es muß jedem Arzt in seinem Interesse geraten werden, sich für die neueren Erkenntnisse auf diesem Gebiet zu interessieren.

5. Verwendung von LASERGERÄTEN

In unserem Institut stehen seit über einem Jahr zwei derartige Geräte verschiedener Provenienz in Verwendung.

KRÖTLINGER konnte erst vor kurzem den Nachweis erbringen, daß sich mit diesen Geräten an bestimmten Körperpunkten, die zu den sog. „antiken" = überlieferten Punkten zählen, eine tonisierende Wirkung erreichen läßt, die etwa jener entspricht, die mit einer Stahlnadel erzielt werden kann. Die sedierende Wirkung hingegen war nicht signifikant.

Bei der Verwendung im Schädelbereich konnte ich bisher keine besonderen Effekte registrieren, mit Ausnahme von 2 Migräneanfällen, die einige Zeit (1—2 Stunden) nach der Behandlung (es wurde jeder Punkt am Schädel

10 Sekunden behandelt, insgesamt 8 Einzelpunkte) über Schwindelgefühl mit leichter Übelkeit klagten.

Sicher bietet die Verwendung des Laserstrahles manche Vorteile:

a) Sie ist schmerzlos (vor allem für Pädiater wichtig).
b) Es besteht keinerlei Infektionsrisiko.
c) Der Zeitaufwand für die Behandlung ist gering.

Ein derartiges Gerät müßte jedoch nach meiner Meinung folgende Forderungen erfüllen:
1. Den nationalen, oder besser den internationalen Sicherheitsnormen entsprechen (keine Schutzbrillen für Arzt und Patienten).
2. Bei vorschriftsmäßigem Einsatz einerseits nicht über die Wirkung der Stimulierung von Akupunkturpunkten hinausgehen, andererseits aber mit Sicherheit diese Wirkung erbringen.
3. Auch an Ohrpunkten (nicht Zonen!) verwendbar sein.
4. Dauerzeitschaltung mit automatischem Stop besitzen sowie intermittierende Impulse in der von P. NOGIER für die verschiedenen Bereiche geforderten Hertzzahl ermöglichen.
5. Bequem zu handhaben sein, z. B. ein- und ausschalten über ein Fußpedal usw.

Diese Forderungen und noch manche andere werden sicherlich in der nächsten Zeit von den interessierten Firmen erfüllt werden können und dann steht nach eingehender Überprüfung vielleicht dem Laserzeitalter in der Akupunktur nichts mehr im Wege.

6. Grundsätzliche BEMERKUNGEN

Die Zahl jener Ärzte, die sich ausschließlich mit Akupunktur und/oder Aurikulotherapie befassen, ist zwar im Zunehmen, liegt aber sicher unter 1 %, bezogen auf die Gesamtzahl derer, die diese Therapie kennen und zusätzlich in ihrer Ordination anwenden.

Da gerade die Schädelakupunktur einen relativ großen Zeitaufwand erfordert und man dabei den Patienten nicht sich selbst überlassen sollte (Ausnahme: eine versierte Hilfskraft steht zu seiner Überwachung zur Verfügung), muß man ins Kalkül ziehen, daß Arzt und Therapieraum für mindestens 20—30 Minuten blockiert sind.

Schon die Lage der Ordinationsräume, die Treppen die zur Ordination in Häusern ohne Lift führen, bringen, wie ich aus eigener leidvoller Erfahrung weiß, die größten Schwierigkeiten für die oft schwer gehbehinderten Patienten.

Ideal wäre ein direkt ohne Stufen erreichbarer Aufzug, der für einen Patienten im Rollstuhl und eine Begleitperson genügend Platz bietet.

Wenn nicht im Ordinationsraum selbst behandelt wird, sollte der Therapieraum über eine einwandfreie mobile Beleuchtungseinrichtung verfügen und die Raumbeleuchtung selbst, stufenlos in ihrer Helligkeit verstellbar *sein (wichtig zur möglichsten Entspannung des Patienten, ebenso wie eine gute Geräuschisolierung).*

Zur Regulierung der Raumtemperatur empfiehlt sich eine rasch wirksame Zusatzheizung (Strahler genügt) um entkleideten Patienten das unangenehme Gefühl des Fröstelns zu ersparen.

Besonders wichtig ist eine griffbereite kleine „Erste Hilfe" Ausstattung für etwaige Zwischenfälle, die bei der Schädelakupunktur zwar nicht häufiger als bei der Akupunktur überhaupt auftreten und sich zumeist in Kollapsneigung äußern.

Da man immerhin mit der Möglichkeit des Auftretens von epileptiformen Anfällen rechnen muß, empfiehlt es sich, entsprechende Medikamente auch dagegen bereit zu halten, dazu gepolsterte Mundspateln usw. um Zungenverletzungen zu vermeiden.

7. SCHLUSSWORT mit Teilstatistik

Die vorliegende „Einführung" in eine im Westen erst seit 5 Jahren bekannte, die klassische Form der Akupunktur ergänzende Methode, kann natürlich keinerlei Anspruch auf Vollständigkeit erheben.

Die Durchsicht meiner Kartei und der des Ludwig-Boltzmann-Institutes für Akupunktur ergibt insgesamt 93 Fälle, die bisher mit der Schädelakupunktur in der von uns geübten modifizierten und kombinierten Form behandelt wurden.

Darunter befanden sich 23 Fälle nach apoplektischem Insult (Hemiparesen, Monoparesen, mit und ohne Aphasien) = 21,39 % der Gesamtzahl, von denen 4 = 17,39 % praktisch geheilt werden konnten, 14 Fälle = 60,86 % konnten deutlich gebessert aus der Behandlung entlassen werden, 2 Fälle = 8,69 % wiesen nur sehr mäßigen Erfolg auf und in 3 Fällen = 13,04 % war kein Erfolg nachweisbar.

9 Patienten deren Paresen auf enzephalomalacischer Basis aufgetreten waren = 8,37 % der Gesamtzahl reagierten deutlich schlechter, denn es konnte nur in einem Fall 11,10 % eine völlige Heilung erzielt werden, bei 4 = 44,40 % ein mäßiger Erfolg und bei 2 Fällen = 22,20 % war kein Erfolg erreichbar, wobei in 2 Fällen = 22,20 % die Behandlung sogar wegen zunehmender psychischer Verschlechterung abgebrochen werden mußte.

7 Fälle nach Hirnembolien wieder (allerdings Patienten im Alter zwischen 30 und 45 Jahren, nur 1 Fall über 70 Jahre) = 6,5 % des gesamten Krankengutes, reagierten wesentlich rascher und besser auf die Therapie. Es konnten 2 Fälle = 28,57 % völlig geheilt werden, 4 Fälle = 57,14 % mit deutlichem Erfolg behandelt werden und nur 1 Fall = 14,28 % blieb ohne Erfolg.

4 Fälle betrafen schwere Schädeltraumen, wovon 1 Fall mit kompletter retrograder Amnesie sowohl des Alt-, als auch des Neugedächtnisses, völlig geheilt werden konnte, 2 Fälle deutlich gebessert und 1 Fall nach offenem Schädeltrauma nach Schußverletzung nach bisher 20 Behandlungen nicht be-

einflußt werden konnte, ebenso konnten wir eine Hemiparese nach Starkstromunfall nicht beeinflussen.

Statistische Angaben sind sicher wichtig für den Mediziner, für den Arzt jedoch eher ominös und langweilig, besonders wenn sie in Hochrechnungen aufgrund der kleinen Fallzahlen ausarten, um den „Trend" und die „Signifikanz" zu untermauern.

So gestatte ich mir den Schlußpunkt zu setzen, mit der aus den bisherigen Erfahrungen gewonnenen Überzeugung, daß die Schädelakupunktur ein wertvoller Bestandteil unseres therapeutischen Handels ist und bleiben wird.

Literatur

(in der Reihenfolge der Zitierung)

JIAO SHUEN-FA: Die Therapie mit der Kopfnadel. 1972.

—, —: Eine kleine Zusammenfassung über die Anwendung der Therapie mit der Kopfnadel bei 6 Krankheitsbildern. Aus dem Volkskrankenhaus Ji Shan Xian, 1976,

ROUSTAN, C.: L' acupuncture cérébrale. Nouvelle Revue Internationale d'Acupuncture. Heft Okt.—Nov.—Dez. 1973.

LEBARBIER, A.: Erfahrungsbericht über eine Studienreise in China. Revue de l'Organisation pour l'Etude et le Developpement de l'Acupuncture. Heft Januar—März 1974.

YAU, P. S.: Scalp-Needling Therapy. Medicine & Health Publishing Co. Hong Kong, Oktober 1975.

BACHMANN, G.: Die Akupunktur — eine Ordnungstherapie. Karl F. Haug Verlag, Ulm 1959.

BISCHKO, J.: Einführung in die Akupunktur, 9. Aufl. Karl F. Haug Verlag GmbH & Co., Heidelberg 1977.

—, —: Akupunktur für Fortgeschrittene, 5. Aufl., Karl F. Haug Verlag GmbH & Co., Heidelberg 1977.

CHAMFRAULT, A.: Traité de médecine chinoise. Editions Coquemard, Angoulême, 1954.

FUYE DE LA und SCHMIDT, H.: Die moderne Akupunktur. Hippokrates Verlag, Stuttgart 1952.

ANONYM: An explanatory book of the newest illustrations of acupuncture points. Medicine & Health Publishing Co. Hong Kong 1973.

—, —: An outline of Chinese Acupuncture. Peking 1975.

HO TSUNG-YÜ: Über die moderne wissenschaftliche Auffassung der Ching-Lo-Punkte in der Akupunktur. D. Z. A. 1958, Heft 7/8.

STIEFVATER, E. W.: Praxis der Akupunktur, 5. Aufl., Verlag für Medizin Dr. Ewald Fischer GmbH, Heidelberg 1977.

PORKERT, M.: Die theoretischen Grundlagen der chinesischen Medizin. — Das Entsprechungssystem. Franz Steiner Verlag, Wiesbaden 1973.

PALOS, St.: Chinesische Heilkunst. Goldmann Sachbücher, Band 11125.

SCHNORRENBERGER, C. und KIANG CHING LIEN: Klassische Akupunktur Chinas. Hippokrates Verlag, Stuttgart 1974.

MENG CHAO-LAI: Die Akupunkturtherapie im heutigen China. Karl F. Haug Verlag GmbH & Co., Heidelberg 1977.

KÖNIG, G. und WANCURA, I.: Neue chinesische Akupunktur. Wilhelm Maudrich Verlag, Wien 1975.

FU WEI-KANG: Die Geschichte der chinesischen Akupunktur und Moxibustion. Karl F. Haug Verlag GmbH & Co., Heidelberg 1977.

PETRICEK/ZEITLER: Neue systematische Ordnung der Neupunkte. Karl F. Haug Verlag, Heidelberg 1976.

ZEITLER, H.: Modifizierte Schädelakupunktur. Der Akupunkturarzt / Auriculo-therapeut. Offizielles Organ der Deutschen Akademie für Akupunktur und Aurikulomedizin. München Heft 6/7 und 8/9 1975.

GAGEL, O.: Vegetatives System.

BRUN, R.: Gehirn. Handbuch der inneren Medizin, Band Neurologie I. Springer Verlag, Berlin/Heidelberg 1953.

PÖTZL, O.: Aufzeichnungen aus seinen Neurologie-Vorlesungen, Wien 1942 — 44.

BAHR, F. R.: Vorlesungen über Auriculomedizin im Rahmen der Deutschen Akademie für Akupunktur und Auriculomedizin, München 1976.

NOGIER, P.: Lehrbuch der Auriculotherapie. Maisoneuve Verlag, Moulins-Les-Metz 1969.

KROPEJ, H.: Systematik der Ohrakupunktur, 3. Aufl. Karl F. Haug Verlag GmbH & Co., Heidelberg 1977.

KRÖTLINGER, M.: Veränderung der Ausscheidung der Nebennierenrindenhormone und der Elektrolyte vor und nach der Akupunktur. Der Akupunkturarzt / Auriculotherapeut. Heft 10/11, München 1976.

—, —: Akupunktur in der Allgemeinpraxis. Karl F. Haug Verlag, Heidelberg 1976.

BRUNNER, F.: Persönliche Mitteilung über die Durchführung der Schädelakupunktur in China.

GOMIRATO, G., GRIMALDI, L., PERFETTI, C. und ROCCA, L.: Cerebrale Akupunktur — deren neuro-physiologische Basen.

—, —: Klinische Resultate mit der cerebralen Akupunktur.

JENKNER/KROPEJ: Über die Wirkung der Akupunktur mit der Kopfnadel — Versuch zur Objektivierung.

NOGIER, P.: Übereinstimmung der Grenzzonen der Ohrmuschel mit der Körperoberfläche.

ZEITLER, H.: Schädelakupunktur der Wiener Schule. Vorträge enthalten im Kongreßbericht der zweiten Französisch-Italienisch-Österreichischen Tagung für Information über Akupunktur und Aurikulotherapie 1975. Verlag H. Egermann, Wien.

STRÜMPELL, A.: Lehrbuch der speziellen Pathologie und Therapie der inneren Erkrankungen. Verlag von F. C. W. Vogel, Leipzig 1895.

SCHULZ, I. H.: Übungsheft für das autogene Training. Georg Thieme Verlag, Stuttgart 1967.

TIRALA, L. G.: Biologische Heilwege für Herz und Kreislaufkranke. Karl F. Haug Verlag, Ulm 1965.

MENG CHAO-LAI: Chinesische Atem- und Konzentrationsübungen. In Vorbereitung.

PILGERSDORFER, RINGEL, BARRENSCHEEN, DROBEC, TSCHABIT-SCHER et al: Arbeiten über die Wirkungsweise organspezifischer Lipoidgemische (Glanoide-Xipoide). Literaturreferat der med. wiss. Abt. der Hormosan KG, Frankfurt und der Fa. F. J. Kwizda, Wien.